Rauchen und
gesund bleiben

W0012041

Dr. Frank Neumann

Rauchen und gesund bleiben

Ernährung
Fitness
Kosmetik

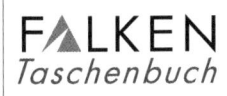

Im FALKEN Verlag sind weitere Titel zum Thema „Gesundheit" erschienen.
Sie sind überall dort erhältlich, wo es Bücher gibt.

Sie finden uns im Internet: **www.falken.de**

Der Text dieses Buches entspricht den Regeln
der neuen deutschen Rechtschreibung.

Dieses Buch wurde auf chlorfrei gebleichtem
und säurefreiem Papier gedruckt.

ISBN 3 635 60586 7

© 2000 by FALKEN Verlag, 65527 Niedernhausen/Ts.
Die Verwertung der Texte und Bilder, auch auszugsweise, ist ohne Zustimmung des
Verlags urheberrechtswidrig und strafbar. Dies gilt auch für Vervielfältigungen, Über-
setzungen, Mikroverfilmung und für die Verarbeitung mit elektronischen Systemen.

Umschlaggestaltung: Zembsch' Werkstatt, München
Gestaltung: Lohse Design, Büttelborn
Redaktion: Daniela Weise, München / Elke Müller
Herstellung: Wilhelm Gnadl, Bad Aibling
Fotos: Ulrich Niehoff, Bienenbüttel: Seite 12; **IFA-Bilderteam**, München / Mielmann:
Seite 18; **Archiv für Kunst und Geschichte**, Berlin: Seite 29; **FALKEN Archiv/**
L. Dürichen, München: Seite 98; Kienitz & Grabis, Hoppla: Seite 80, 87; TLC,
Velen-Ramsdorf: Seite 66
Produktion: Buch-Werkstatt GmbH, Bad Aibling
Druck: Freiburger Graphische Betriebe GmbH, Freiburg

Die Ratschläge in diesem Buch sind von Autor und Verlag sorgfältig erwogen und ge-
prüft, dennoch kann eine Garantie nicht übernommen werden. Eine Haftung des Autors
bzw. des Verlags und seiner Beauftragten für Personen-, Sach- und Vermögensschäden
ist ausgeschlossen.

817 2635 4453 6271

Inhalt

Rauchen und Gesundheit – unvereinbare Gegensätze?

Meine langjährige Bekannte Barbara sagte mir neulich, sie habe sich mit dem Kopfschütteln ihres Arztes abgefunden. „Ich bin Raucherin, ich rauche gern, genauso wie die Werbung es verkündet. Schlechte Chancen für ein langes Leben, ich weiß. Wahrscheinlich stehen mir am Ende ein paar unangenehme Jahre bevor. Aber ich lebe jetzt, oder? Und mit den Zigaretten bleibe ich wenigstens schlank. Als Nichtraucherin würde ich in den Pausen Schokoriegel futtern. Glaubst du, das wäre gesünder? Von den Auswirkungen auf meine Figur ganz zu schweigen."

Mein Freund Lars zog nachdenklich an seiner Zigarette, als er erklärte: „Wenn ich könnte, würde ich aufhören. Ich hab's versucht, ehrlich. Nicht nur einmal. Ich bin halt ein Gewohnheitstier. Ich kann nur hoffen, dass die Medizin was Hilfreiches erfindet, bis ich 50 bin. Entweder die absolut sichere Entziehungsmethode oder Medikamente, die die gesundheitlichen Schäden rückgängig machen."

Erkennen Sie sich in diesen Meinungen wieder? Vielleicht kommt Ihnen dabei auch das folgende Bonmot von Mark Twain in den Sinn: „Das Rauchen abgewöhnen? Nichts leichter als das! Ich habe es mindestens hundertmal getan." Wie oft haben Sie diesen Spruch schon gehört? Egal, ob Sie darüber nicht, nicht mehr oder nur leise mit einem Schuss Selbstironie lachen können – er beschreibt genau die Situation von Millionen Menschen, für die der regelmäßige Griff zur Zigarette genauso zum Alltag gehört wie das Besteck zum Essen.

Abgewöhnen oder lieber nicht?

Etwa die Hälfte aller Raucherinnen und Raucher würde lieber heute als morgen von ihrem Laster Abschied nehmen, aber nur 8 Prozent von ihnen gelingt es allein kraft ihres Willens dauerhaft. Mit Nikotinpflastern,

-kaugummis, Akupunktur, Hypnose oder Psychotherapie steigt die Erfolgsquote auf immerhin 20 bis 30 Prozent.

Nehmen wir als Beispiel die Hypnose. Im Entspannungszustand werden dem Patienten Ekelgefühle vor der Zigarette suggeriert. Recht plastisch erweckt der Hypnotiseur das Gefühl von kalter Asche im Mund. Mit Erfolg. Direkt im Anschluss an die Sitzung berichtet die Mehrheit der Teilnehmer, dass ihnen der Appetit auf den Glimmstängel „für alle Zeit" vergangen sei. Leider dauert „alle Zeit" für die meisten deutlich kürzer als ein Jahr. Nach einer Studie der Uni Bielefeld waren nach 15 Wochen noch über 58 Prozent abstinent, nach 7 Monaten waren es rund 37 Prozent. Damit schätzten die Wissenschaftler die Methode als „hochwirksam" ein. Obwohl fast zwei Drittel wieder rückfällig geworden waren!

Schaut man sich alle Entwöhnungsmethoden an, so muss man feststellen: Ein Patentrezept, das bei allen funktioniert, gibt es nicht. Die Mehrheit wird an die Zigarette gebunden bleiben, und zwar – wenn der medizinischen Wissenschaft in den kommenden Jahren nicht noch etwas Geniales einfällt – bis an ihr Lebensende.

Eine beachtliche Minderheit bleibt freiwillig der Zigarette treu. Die Gründe sind vielfältig:

- Sie wollen erst einmal Übergewicht verlieren. Erst wenn die Diät gelungen ist, setzen sie sich mit dem nächsten Laster auseinander.
- Sie haben auch so schon Stress genug.
- Es ist einfach stärker als sie.
- Man kann damit so herrlich Mücken und lästige Zeitgenossen verjagen.
- Sie heben es sich als guten Vorsatz für das nächste Jahr oder die nächste Schwangerschaft auf.
- Sie schätzen die Zigarette zum Kaffee und zur Entspannung.
- Die beste Freundin oder der Partner raucht auch.

Zwei Zeilen Platz für Ihre eigenen Gründe:

- _____

- _____

Dass Rauchen schadet, können wir heute auf jeder Zigarettenpackung lesen. Es gibt kaum eine Krankheit, vom Herzinfarkt angefangen bis zu simplen Erkältungen, die durch Nikotin und Qualm nicht begünstigt wird. Lungen- und Kehlkopfkrebs hätten ohne den massenhaften Konsum von Tabak Seltenheitswert.

Über die negativen Auswirkungen des Rauchens können heute keine Zweifel mehr bestehen. Täglich werden neue medizinische Untersuchungen über die Folgen des Nikotingenusses verbreitet. 0,05 Gramm reines Nikotin in einmaliger Dosis im Blut würden ausreichen, um einen erwachsenen Menschen zu töten. Eine Schachtel leichte Zigaretten enthält mehr als das Doppelte davon. Dass wir daran nicht sterben, hat zwei Gründe: Ein Großteil des Nikotins verpufft in der Luft. Und das Übrige gelangt nur über Umwege in die Blutbahn, wodurch die Wirkung abgeschwächt wird. Eine Zigarette enthält außer Nikotin noch rund 3800 weitere Substanzen, von denen über 300 als eindeutig giftig identifiziert wurden, darunter Kohlenmonoxid, Cadmium, Formaldehyd und Benzol. Nicht alle werden inhaliert. Einige gelangen mit dem Rauch in die Umwelt und beeinträchtigen über das Passivrauchen das Wohlbefinden anwesender Nichtraucher.

Schränken detaillierte Warnungen den Zigarettenkonsum ein? Das Gegenteil ist der Fall. Wie bei Drogen reizt gerade die Gefährlichkeit, im Teenageralter das umstrittene Produkt auszuprobieren. Wir empfinden, was der Philosoph Immanuel Kant sehr treffend als „negatives Vergnügen" bezeichnete. Erinnern Sie sich noch an Ihre erste Zigarette? Haben Sie sie mit Genuss geraucht? Oder schmeckte sie nicht vielmehr scheußlich und trieb Ihnen das Mittagessen hoch? Aber, nicht wahr, Sie hielten tapfer durch und fühlten sich stolz? Wie jemand, der eine Mutprobe bestand, die eines richtigen Mannes oder einer erwachsenen Frau würdig war.

Warnungen stacheln die Neugier geradezu an. Das haben Wissenschaftler vor einigen Jahren in Bezug auf Drogen nachgewiesen. Bei einer Befragung von Gymnasiasten zeigte sich, dass 55 Prozent von ihnen neugierig waren, welche Erfahrungen Drogen vermitteln. Nach einer gründlichen Aufklärungsaktion, in der die Risiken wie schnelle Abhängigkeit und lebensgefährliche Gesundheitsschäden ausführlich und detailgetreu geschildert wurden, führten die Wissenschaftler eine neue Befragung durch. Das überraschende Ergebnis: Die Zahl derer, die jetzt noch Drogen ausprobieren wollten, stieg auf 64 Prozent!

Aller Anfang ist leicht

Ich selbst erlebte einen nachdrücklichen Anreiz zum Rauchen während des Wehrdienstes: Alle Dreiviertelstunde gewährten die Ausbilder den Soldaten zwischen den einzelnen Etappen der Schinderei eine Rauchpause – allerdings nur für die, die tatsächlich eine Zigarette aus einer Packung angelten, anzündeten und genussvoll inhalierten. Die übrigen hatten in der Zwischenzeit Übungsgeräte wegzuräumen oder Meldungen zu überbringen. Kein Wunder, dass es nach wenigen Tagen keine Nichtraucher mehr gab!

Später musste ich häufig Wache stehen. Rauchen im Dienst war verboten, aber es war die einzige Abwechslung in acht Stunden einsamen Herumstehens ohne Auslauf. Das Laster wurde daher von den Unteroffizieren auch mehr oder weniger offen toleriert. Sie hatten schließlich auch mal eine Ausbildung durchlaufen und waren dabei selbst zu Rauchern geworden.

Tatsächlich besteht traditionell ein enger Zusammenhang zwischen Soldatenleben und Tabakgenuss. In beiden Weltkriegen wurden Zigaretten als Sinnbild von Kameradschaft und Mannestum verherrlicht. Wenn Überleben eine Ausnahme darstellt, tritt die Sorge um Spätfolgen in den Hintergrund. Können Sie sich vorstellen, dass Initiatoren einer Antitabak-Kampagne kurz nach dem Ersten Weltkrieg im amerikanischen Bundesstaat Indiana wegen Landesverrat unter Anklage gestellt wurden? In jener Zeit galt Rauchen nicht nur als patriotisch, sondern auch als fortschrittlich. Alle bedeutenden Künstler, die in den Zwanzigerjahren das Establishment schockierten, rauchten – sei es im Berlin der Weimarer Republik, in Paris oder in New York. Können Sie sich Hemingway oder Henry Miller ohne Zigarette vorstellen? Jean Cocteau schrieb der Zigarette „charmes puissantes", mächtige Verführungskräfte, zu.

Als ich nach achtzehn Monaten ins Zivilleben zurückkehrte, ging ich mit sehr wenig Geld zum Studium. Bei der Überlegung, wo ich Geld einsparen könnte, standen die Zigaretten ganz oben auf der Liste. Einige Disziplin war nötig, aber größere Entzugserscheinungen traten nicht auf. Seitdem rauche ich gelegentlich – auf Partys oder nach einem Festmenü. Durch meine Erfahrungen kann ich mich in beide Seiten – Raucher wie Nichtraucher – genug einfühlen, um ihre besonderen Bedürfnisse und Probleme zu verstehen. Auch die Sorgen der passiv Mitrauchenden kenne ich nur zu gut: Ich wohne mit einer rauchenden Partnerin unter einem Dach.

Jugendliche schlagen die Warnungen vor den Folgen nicht einfach in den Wind. Sie geben sich vielmehr der Illusion hin, das Risiko im Griff zu haben. Eines Tages, wenn das Vergnügen bis zur Neige ausgekostet wurde, wird man Nein sagen und keine Zigarette mehr anrühren. Sobald der selbst gesetzte Zeitpunkt herangekommen ist, stellt man allerdings mit Erstaunen – später mit Erschrecken – fest, dass die Zigarette zwar nicht mehr das ursprüngliche Vergnügen bereitet, man aber dennoch nicht auf sie verzichten kann. Die meisten von uns beschließen dann, den Zeitpunkt des Aufhörens noch eine Weile hinauszuschieben. Einige schaffen es eines Tages, vom Glimmstängel loszukommen, aber die meisten können gar nicht mehr zählen, wie viele „letzte" Zigaretten sie in ihrem Leben schon geraucht haben.

Der Krieg zwischen Rauchern und Nichtrauchern

In Deutschland werden pro Jahr weit mehr als 100 Milliarden (eine Eins mit elf Nullen!) Zigaretten geraucht. 137,7 Milliarden waren es 1997. Experten schätzen, dass in Deutschland jährlich 140 000 Todesfälle direkte Folgen des Tabakkonsums sind. Rauchen gehört damit zu den verbreitetsten Gesundheitsrisiken und steht in einer Reihe mit Übergewicht, Bewegungsmangel und Alkohol.

Aufsehen erregte zuletzt ein Prozess in den USA gegen die Tabakkonzerne. Er endete im Juni 1997 mit einem Vergleich. Danach zahlen die Konzerne in den nächsten 25 Jahren 368,5 Milliarden Dollar für die Bekämpfung der gesundheitlichen Folgen ihrer Produkte, schränken ihre Werbung stark ein und finanzieren Antiraucher-Kampagnen. In einem weiteren Prozess gab im Juli 1999 ein Schwurgericht einer Sammelklage

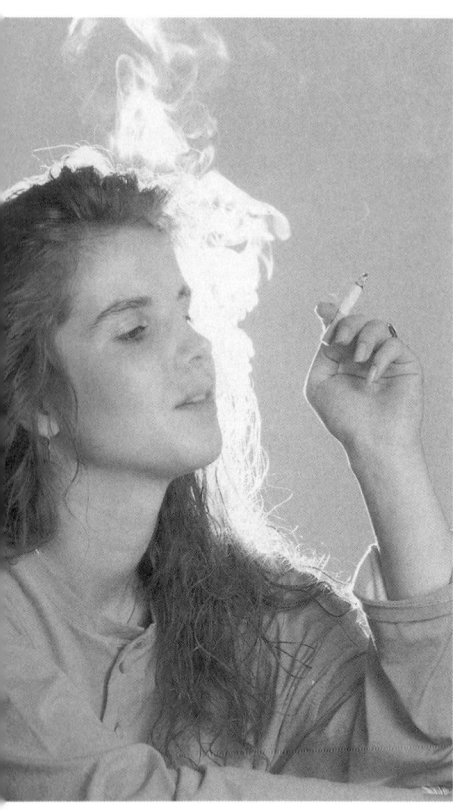

Des einen Freud, des andern Leid ...
Raucher fordern Toleranz, Nichtraucher
Rücksichtnahme

von abhängigen Rauchern aus Florida statt, die die Tabakkonzerne auf Schadenersatz verklagten und sie für ihre Abhängigkeit und die gesundheitlichen Folgeschäden verantwortlich machten. Im Augenblick, da ich diese Zeilen schreibe, steht die Schadenersatzsumme noch nicht fest. Sie soll auf jeden Fall über der aus dem Prozess von 1997 liegen. Ob es zur Zahlung kommt, ist noch nicht bekannt, denn die Konzerne wollen in Berufung gehen.

Parallel dazu weitet eine immer rigider werdende Gesetzgebung öffentliche Rauchverbote aus.

Dass Raucher ihrerseits eher Angriffsziel wütender Kampagnen sind als Bewegungsmuffel und Kneipengänger, liegt hauptsächlich daran, dass der Belästigungsfaktor sehr hoch ist. Anwesende Nichtraucher müssen den Qualm einatmen (passiv rauchen).

Rauchen polarisiert die Gesellschaft in zwei entgegengesetzte Lager: Raucher und Nichtraucher. Leute, die irgendwo dazwischen stehen, gibt es kaum. Dagegen kann man wenig oder viel Übergewicht haben, sich viel, etwas, wenig oder gar nicht sportlich betätigen. Das Gleiche gilt für den Alkohol: Gelegenheitstrinker ist fast jeder, Gelegenheitsraucher müssen Sie mit der Lupe suchen.

Nichtraucher sind grundsätzlich der Meinung, der Raucher oder die Raucherin brauche nur einen festen Willen und eine ordentliche Portion Selbstdisziplin, und schon gehöre das Laster für immer der Vergangenheit an. Diese Meinung wird unterstützt von jener kleinen Minderheit ehemaliger Nikotinabhängiger, denen der Abschied von der Zigarette aus eigener Kraft gelang. Dadurch erscheinen im Umkehrschluss die (Noch-)Raucher als willensschwach oder uneinsichtig und rücksichtslos.

Nehmen Sie 100 zufällig ausgesuchte Nichtraucher und als Vergleichsgruppe 100 ebenso zufällig gewählte Raucher und unterziehen Sie sie einem Persönlichkeitstest. Sie werden feststellen, dass die Raucher im Durchschnitt über nicht weniger Willen und Disziplin verfügen als die Nichtraucher. Der entscheidende Faktor ist nämlich ein ganz anderer: die Stärke der Abhängigkeit vom Nikotin. Wenn jemand aus eigener Kraft von der Zigarette loskam, war vielleicht die Abhängigkeit nur mäßig groß. Die Zigarette nach dem Aufstehen und den Mahlzeiten war für sie oder ihn möglicherweise nur eine Angewohnheit, die mit einigen Wochen Selbstkontrolle durch neue Gewohnheiten zu ersetzen war.

Wer nach mehreren Wochen Entbehrung und Leid endlich von der Zigarette losgekommen ist, kann sich kaum vorstellen, dass andere, die es nicht schaffen, das gleiche oder noch ein stärkeres Maß an Leid und Selbstüberwindung aufbrachten und dennoch nicht durchhielten.

Mediziner haben längst herausgefunden, dass manche Menschen sehr schnell eine unlösbare Abhängigkeit vom Nervengift Nikotin entwickeln – das Gleiche gilt übrigens auch für Alkohol und einige Drogen –, während andere jahrelang 20 oder mehr Zigaretten am Tag rauchen, ohne wirklich abhängig zu werden. Vermutlich gibt es genetische Unterschiede, wie stark und wie schnell jemand auf das Suchtpotenzial des Nikotins reagiert. In welchem Maße jemand tatsächlich abhängig ist oder nur einer eingefahrenen Gewohnheit folgt, stellt sich erst beim Abgewöhnen heraus. Bei Abhängigen entwickeln sich körperliche und seelische Entzugserscheinungen: Nervosität, Gereiztheit, Aggressivität, Schlafstörungen, Müdigkeit, Schwindel, Kopfschmerzen, Herzrasen und ein kaum auszuhaltender „Hunger" nach dem entzogenen Stoff.

Wollen Sie wissen, wie stark Ihre Abhängigkeit ist? Es gibt ein ziemlich zuverlässiges Indiz: Probieren Sie aus, wie lange Sie morgens nach dem Aufwachen ohne Zigarette durchhalten. Wenn Sie nach spätestens einer halben Stunde dringend eine Zigarette benötigen, besteht eine echte Nikotinabhängigkeit. Da Sie die ganze Nacht nicht geraucht haben, liegt Ihr Nikotinspiegel morgens weit unter der Norm, an die Ihr Körper sich gewöhnt hat. Bloße Gewohnheitsraucher können dagegen ohne größere Mühe die Morgenzigarette ausfallen lassen.

Nichtbetroffene können sich kaum vorstellen, was ein Abhängiger durchmacht. Nun gut, könnte man antworten, der Entzug ist hart, aber der anschließend winkende gesundheitliche Gewinn unermesslich. Das Gefühl, endlich vom Laster frei zu sein, muss doch für alle Entbehrungen entschädigen! Leider stimmt auch das nur teilweise. Zwar bessern sich die gesundheitlichen Werte von der ersten Stunde an, nach spätestens fünfzehn Jahren ist sogar das Lungenkrebsrisiko auf das Maß der lebenslangen Nichtraucher zurückgegangen. Was aber bei echten Abhängigen im Gegensatz zu bloßen Gewohnheitsrauchern bleibt, ist die Gefahr, durch eine einzige Zigarette wieder rückfällig zu werden. Viele, die es geschafft haben, vermissen die Zigarette ein Leben lang, sie leben in einem Zustand dauernder Entbehrung.

Nikotinenthaltung kann die Gier nach der Zigarette sogar noch verstärken. Was man leidvoll entbehren muss, erscheint wertvoller als das, was einem jeden Augenblick ohne Anstrengung zur Verfügung steht. Nicht wenige Rückfällige sind anschließend noch fester an die Zigarette gebunden als vorher.

Der Italiener Italo Svevo schilderte Anfang des Jahrhunderts in seinem Roman „Zeno Cosini" die Geschichte eines Mannes, der sich während seines gesamten Lebens ohne Erfolg bemühte, dem Tabakgenuss zu entkommen. Am Ende erkennt er, dass die vergeblichen Versuche aufzuhören auch eine Art sein können, sein Leben hinzubringen. Erst nach dieser Einsicht gelingt es ihm, sich von seiner Sucht zu befreien.

Leben mit einem kalkulierten Risiko

Es ist nach alldem kein Wunder, dass viele das Leben mit einem kalkulierten Risiko vorziehen. Manche fürchten auch, wie meine anfangs zitierte Bekannte Barbara, die Gewichtszunahme nach dem Aufhören. Das ist keine Einbildung. Der Körper von Rauchern hat einen höheren Energieumsatz. Wer aufhört, muss in aller Regel auch eine fett- und zuckerarme Diät befolgen, um sein Gewicht zu halten.

Mediziner und Gesundheitsratgeber haben auf die Probleme der Raucher nur eine Alles-oder-nichts-Antwort. Für sie gibt es nur Nichtraucher – das sind die Guten – und Menschen, die es noch nicht sind und deshalb bald werden müssen. So wird Nichtrauchen geradezu zu einem moralischen Gütesiegel erklärt, an dem sich die Tugendhaften von den Lasterhaften scheiden. Und das, obwohl die Zahl der rauchenden Ärzte und Krankenschwestern nicht gerade klein ist. Ihren Patienten empfehlen sie in jedem Fall dringend, dem Übel sofort zu entsagen. Sie setzen gern ihre Kenntnisse ein, um Entzugswilligen den Schritt zu erleichtern. Wer ihnen nicht folgt, gilt als verstockter Sünder, der für die unvermeidlichen gesundheitlichen Folgen die alleinige Verantwortung trägt.

Dieses Buch respektiert die Tatsache, dass Sie Raucher(in) sind. Wohlgemerkt, auch ich bin der Meinung, dass Aufhören die bessere und gesündeste Lösung ist. Die Schäden infolge des Nikotingenusses sind keine Bagatelle. Aber ich akzeptiere, dass Sie – aus Gründen, die nur Sie selbst etwas angehen – zumindest in nächster Zeit weiter Zigaretten oder Tabak kaufen und verbrauchen werden. Auch Sie haben ein Recht auf den Schutz Ihrer Gesundheit. Es ist einfach nicht wahr, dass Sie automatisch zu einem frühen Tod verurteilt sind. Man muss dabei gar nicht auf den berühmten Großvater verweisen, der fröhlich kettenrauchend 93 Jahre alt geworden ist und den jeder irgendwo in seiner Familie hat.

Rauchen ist ein zusätzliches Gesundheitsrisiko. Nicht mehr und nicht weniger. Ob es beherrschbar bleibt oder sich zu einem Selbstmord auf Raten ausweitet, hängt in erster Linie von Ihnen selbst ab. Das bedeutet, Sie können negativen Folgen vorbeugen – durch maßvolles Verhalten beim Rauchen selbst und durch Kompensation auf anderen Gebieten. Mit diesem Buch möchte ich Ihnen dabei helfen. Hierbei geht es nicht nur um Langlebigkeit, sondern vor allem um Lebensqualität. Selbst wenn Sie vehement die Meinung vertreten, dass ein kurzes, genussreiches Leben einem langen, langweiligen vorzuziehen ist – wer alle gesundheitlichen Erkenntnisse ignoriert, dessen Genussfähigkeit wird in der zweiten Lebenshälfte nach und nach durch chronische Krankheiten eingeschränkt.

Wie alle übrigen Menschen können Raucher einen Lebensstil befolgen, der teilweise gesund und teilweise ungesund ist. Auch Nichtraucher sündigen in einem oder mehreren Bereichen. Sie schlafen zu wenig, essen zu fett und auf jeden Fall das Falsche, lümmeln lieber auf der Fernsehcouch, statt durch den Stadtwald zu joggen, oder trinken zu viel Alkohol. Wenn Sie das Rauchen nicht lassen können oder wollen, fällt es Ihnen vielleicht leichter, andere Laster aufzugeben und in der Summe gesünder zu leben als der nicht rauchende, träge und übergewichtige Nachbar, der gern mal ein Glas über den Durst trinkt. Immerhin zeigen die Statistiken nicht nur, dass Rauchen ungesund ist, sondern auch, dass eine nicht unerhebliche Anzahl von Rauchern gesund altert. Wie auch Sie das schaffen können, erfahren Sie in diesem Buch.

Wenn schon, dann mit Genuss

Ich kann bei so gestalten Sachen
mir bei dem Tabak jederzeit
erbauliche Gedanken machen.
Drum schmauch ich voll Zufriedenheit
zu Land, zu Wasser und zu Haus
mein Pfeifchen stets in Andacht aus.

Diese Verse, die das Rauchen als Quelle von Gemütlichkeit preisen, stammen aus einem Lied mit dem Titel „Erbauliche Gedanken eines Tabakrauchers", und geschrieben hat sie kein Geringerer als Johann Sebastian Bach.

Heute würde kaum mehr jemand wagen, solche Verse zu veröffentlichen. Rauchen ist anerkanntermaßen eine Sünde, Raubbau am eigenen Körper. Wer es trotzdem tut, leidet an schlechtem Gewissen und verdrückt sich entweder in seine Raucherecke oder belästigt seine Mitmenschen mit einem trotzigen Nun-erst-recht.

Gewissensbisse, Heimlichkeit, Hektik und andere Formen der Genussfeindlichkeit sind aber ausgesprochen gesundheitsschädlich. Sie schwächen das Immunsystem und begünstigen so die Entstehung und Ausbreitung von Krebszellen. Damit wirken die Folgen des Rauchens wie eine sich selbst erfüllende Prophezeiung. Der Glaube an die Schädlichkeit des eigenen Tuns trägt dazu bei, dass die befürchteten Schäden tatsächlich eintreten.

Gesundheitswunder Südeuropa

Das Gegenbeispiel liefern die Mittelmeerländer. Was den Pro-Kopf-Verbrauch an Alkohol, Zigaretten und tierischen Fetten betrifft, unterscheiden sich zum Beispiel die Südfranzosen und die Spanier kaum von uns.

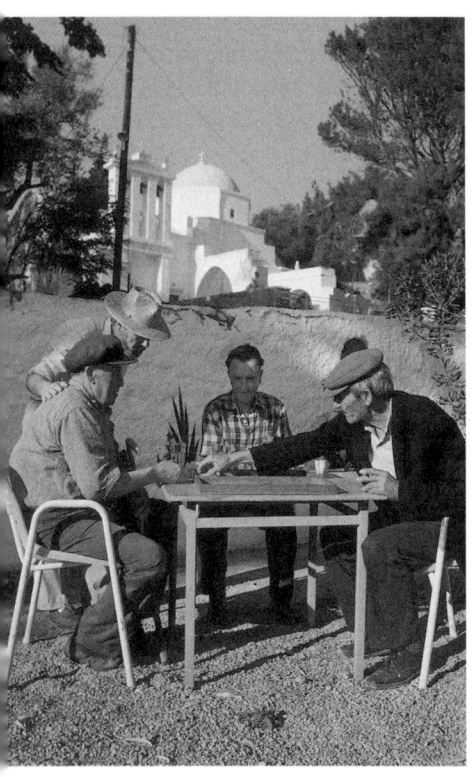

Ein gemächliches Lebenstempo, viel Zeit an der frischen Luft, mehr soziale Kontakte sind der Grund, warum unsere südlichen Nachbarn weniger Stress ausgesetzt sind

Sie essen mehr Obst und Gemüse als wir, dafür sündigen sie aber mit schweren Mahlzeiten am späten Abend. Dennoch ist der Gesundheitszustand der Bevölkerung im Süden viel besser als bei uns. An frühzeitigem Herzinfarkt (vor dem 65. Lebensjahr) sterben bei uns zum Beispiel doppelt so viele Männer wie in Frankreich. Ein ähnliches Bild ergibt sich bei Krebs. Ein Raucher in der Provence oder auf Kreta scheint gesünder zu leben als ein Nichtraucher bei uns.

In letzter Zeit hat die so genannte Mittelmeerdiät oder Kretadiät von sich reden gemacht. Diese Bezeichnungen erwecken den Eindruck, als handelte es sich in erster Linie um eine Frage der Ernährung. Die einen machen Obst und Gemüse (Italien, Spanien), andere die im Wein enthaltenen Phenole (Südfrankreich), das vitaminreiche Olivenöl (Kreta), Joghurt (Bulgarien) oder Kefir (Kaukasusregion) für die Gesundheit unserer südlichen Nachbarn verantwortlich. Diese Faktoren spielen sicher eine wichtige Rolle, und wer seinen Speiseplan entsprechend umstellt, wird seinem Körper Gutes tun (mehr dazu im Kapitel „Ernährung", ab Seite 53). Der entscheidende Unterschied liegt jedoch in der Kombination südländischer Küche mit einer geruhsameren und genussfreudigen Lebensweise. Dazu gehören unter anderem:

- ein langsameres Lebenstempo, auch beim Essen und Rauchen,
- ausgewogener Wechsel von Anstrengung und Entspannung (Siesta),
- regelmäßiger Wechsel von Genuss und Verzicht,
- mehr soziale Kontakte, weniger Vereinzelung und Einsamkeit,
- geringere Siedlungsdichte, mehr Natur in der Wohnumgebung,
- starke heimatliche Bindungen,
- mehr körperliche Bewegung,
- viele Stunden an der frischen Luft und viel Sonne.

Jeder dieser Faktoren trägt seinen Teil zum Wohlbefinden bei. Die starke Bindung an eine vertraute Naturumgebung und das geruhsamere Lebenstempo sind der Grund, warum die Südländer im Durchschnitt weniger Stress ausgesetzt sind als die Großstadtbewohner im Norden. Frische Luft gleicht die Hautschäden durch das Rauchen aus und vermindert das Passivrauchen, also das Einatmen von Tabakschadstoffen aus der Luft der Umgebung. Traditionelle Fastenzeiten geben dem Körper ein- bis zweimal im Jahr Gelegenheit, Schäden wieder zu reparieren. Die Sonne schließlich aktiviert die Abwehrkräfte der Haut, fördert den Aufbau von Vitamin D und kurbelt die Produktion des Stimmungshormons Serotonin an, das für gute Laune sorgt. Spätfolgen (Hautkrebs) sind selten, weil die Einheimischen sich im Gegensatz zu den Touristen durch ausreichende Bekleidung schützen, häufiger im Schatten sitzen und die Mittagshitze meiden.

Im Zusammenwirken verstärken diese Bedingungen einander. Das Ergebnis: mehr seelische Ausgeglichenheit, Geborgenheit, weniger Anspannung, kaum Reizüberflutungen, kurz: größere innere Harmonie.

In den südlichen Kulturen ist die Zigarette in stärkerem Maße als bei uns das, was sie laut offizieller Bezeichnung sein soll: ein Genussmittel. Sie ist ein anerkannter Bestandteil der ausgedehnten Mahlzeiten und des sozialen Austauschs, etwa wenn sich die Leute abends vor ihren Häusern oder in den Cafés treffen.

Die vier Rauchertypen

Die anonyme Großstadtkultur hat dagegen den hastigen Raucher hervorgebracht, der unter Termindruck am einsamen Schreibtisch oder in endlosen Sitzungen in verqualmten Räumen in kurzer Zeit voluminöse Aschenbecher füllt.

Das reale Raucherverhalten stellt meist eine Mischung der Extreme dar. Wir können vier Gruppen von Rauchern unterscheiden:

Genussraucher: Sie entsprechen am ehesten dem Typus, den die Mittelmeerkulturen hervorgebracht haben. Sie rauchen, weil es ihnen schmeckt, weil sie es chic finden, weil Zigaretten zu einem guten Essen, einem Kneipenabend, einem Kaffee oder einer stimmungsvollen Feier einfach dazugehören. Sie lassen sich Zeit und schmecken jeden einzelnen Zug. Sie nutzen bewusst die schnelle Aufnahme des Nikotins in den Blutkreislauf, die schon nach 30 Sekunden spürbar wird und bis zu 25 Minuten fortdauern kann. Es wirkt anregend und belebt die Psyche. Man fühlt sich leistungsfähiger.

Entspannungsraucher: Für sie sind Zigarette und Erholung untrennbar miteinander verknüpft. Der Geschmack ist ihnen weniger wichtig als den Genussrauchern. Sie profitieren von der anderen Seite des Nikotins. Nach dem kurzzeitigen Anstieg von Puls und Blutdruck erweitert es die Arterien und senkt den Blutdruck und die Herzfrequenz wieder. Dadurch kommt ein ausgeprägtes Gefühl der Entspannung und Erleichterung auf. Dieser kurze Wechsel von Anspannung und anschließender Entspannung wirkt ausgesprochen erholsam. Wichtig dafür, dass die Wirkung auch bewusst wahrgenommen wird, ist die innere Einstellung. Entspannungsraucher sind selbst nach einer anstrengenden Sitzung mit schwierigen, ungelösten Fragen in der Lage, für einige Minuten die Probleme aus ihrem Bewusstsein zu verbannen. Die Zigarette unterstützt dann das Abschalten und die kurze geistige Erholung.

Stressraucher: Sie sind die Schöpfer und zugleich die Opfer unserer modernen Hektik. Für die moderne Arbeitswelt sind Tätigkeiten typisch, die hohe Konzentration erfordern bei minimaler körperlicher Bewegung. Biologisch sind wir aber darauf eingerichtet, Spannungen körperlich abzureagieren. Unter Stress steigt der Blutdruck, das Angsthormon Adrenalin wird ausgestoßen und die Muskulatur aktiviert. Der Körper bereitet sich auf eine Fluchtreaktion vor. (In der Urzeit kam Stress vorrangig als Reaktion auf Lebensgefahr vor.) Da der moderne Computerarbeiter jedoch am Tisch sitzen bleibt, versucht er die Spannung mit kleinen Bewegungen an Ort und Stelle abzureagieren: Er spielt nervös mit einem Kugelschreiber oder den Haaren, hämmert stärker auf die Tastatur – oder zündet sich eine Zigarette an. Da aber Nikotin zunächst den Blutdruck nach oben treibt, tritt genau das Gegenteil des erwarteten Effekts ein. Die Anspannung steigt weiter. Wie der Raucher auf diese Empfindung reagiert, darin unterscheiden sich Entspannungs- von Stressrauchern. Die Ersteren rauchen ihre Zigarette auf und warten ab, dass sich nach einiger Zeit wie oben beschrieben die Wirkung umkehrt und eine Entspannung eintritt. Stressraucher versuchen dagegen, die wachsende Anspannung mit noch mehr körperlichen Gesten abzureagieren: Sie greifen nach wenigen Minuten zur nächsten Zigarette. Daraus wird sehr schnell eine Gewohnheit. Bald erfolgt der Griff zur Zigarette automatisch, sobald die Finger und die Lippen einige Minuten nichts zu tun haben. Ein Teufelskreis, der über kurz oder lang zum Kettenrauchen mit 60 oder mehr Zigaretten am Tag führt.

Trostraucher: Verluste, Kummer, Ärger, Einsamkeit und Langeweile sind typische Auslöser von Suchtverhalten. Die einen trösten sich mit schmackhaftem Essen, die anderen mit Fernsehen, wieder andere mit Alkohol oder Tabletten und einige schließlich mit dem tiefen Inhalieren von Zigarettenrauch. Welches Trostmittel gewählt wurde, ist eigentlich zweitrangig. Irgendwann in der Anfangszeit des Rauchens, als noch keine Gewöhnung eingetreten war, hat sie oder er während einer Krise zur Zigarette gegriffen und die zunächst anspannende und danach entspannende Wirkung des Nikotins verspürt. Die wohlige Erinnerung an diesen Moment lässt Trostraucher nun täglich bei jedem kleinen Auf und Ab des Alltags zur Zigarette greifen. Und geht es ihnen mal ausgesprochen gut – einen kleinen Trost kann man immer gebrauchen, und sei es prophylaktisch.

Haben Sie sich in einer der Beschreibungen wieder erkannt? Die meisten kennen alle vier Varianten aus eigenem Erleben. Welcher Typ vorherrscht, hängt von der Situation, aber auch von charakterlichen Eigenheiten ab. Im Job sind wir eher Stressraucher, in den Pausen Entspannungsraucher, nach einem schönen Essen oder auf einer Party kennen wir das Rauchen aus Genuss. Einsame Stunden, in denen wir eine Zigarette anzünden, um auf andere Gedanken zu kommen, sind uns ebenfalls vertraut.

Die ersten beiden Varianten sind gesünder als die letzten beiden. Dass wir zu jeder der vier Formen fähig sind, bedeutet auch, dass jeder sein Rauchverhalten umstellen kann. Unter Stress oder Kummer empfiehlt es sich, zu anderen Ablenkungen zu greifen: Kaugummi kauen, Mineralwasser trinken oder zur Not mit dem Kugelschreiber spielen. Fordert der Körper nach ein, zwei Stunden angestrengter Arbeit sein Nikotin, legen Sie lieber eine Pause für die Zigarette ein – auch wenn Sie bei Ihrem Projekt gerade noch so gut in Fahrt sein sollten. Unterbrechen Sie an einer Stelle, wo Sie genau wissen, wie Sie weitermachen werden, dann kommen Sie nach der Rauchpause sofort wieder in Schwung. Versuchen Sie, während der Pause abzuschalten. Gönnen Sie sich einen Plausch mit den Kollegen oder – wenn Sie allein sind – versuchen Sie, bewusst jeden Zug zu erleben.

Eine genussvoll gerauchte Zigarette schadet weniger und ihre Wirkung hält länger vor. Es fällt Ihnen leichter, bis zur nächsten Pause durchzuhalten und nach der Entbehrung die Zigarette genüsslicher zu inhalieren. Die Ursache hierfür ist ein angeborener Mechanismus seelischer Belohnung. Sie wissen sicher aus eigener Erfahrung: Wir genießen eine Sache umso mehr, je seltener sie uns zur Verfügung steht. Häufiger Genuss stumpft ab – eine Erfahrung, die jeder Raucher machen muss. In der Jugend waren sie alle eine Zeit lang ausschließlich Genussraucher. Doch dann trat die Gewöhnung ein und aus dem Vergnügen wurde ein Muss.

Selbstüberlistung mit der „letzten Zigarette"

Kreative Raucher erfinden die verschiedensten Tricks, um den Genuss an der Zigarette wiederzugewinnen. Manche nutzen sogar das Abgewöhnen dafür. Katharina, eine meiner langjährigen Bekannten aus der Studentenzeit, ist das beste Beispiel dafür. Vor Jahren, als sie mit Ende 20 erschrocken die ersten Fältchen in ihrem Gesicht bemerkte, beschloss sie, es sei Zeit, die Qualmerei zu beenden. Sie setzte ein bestimmtes Datum fest, einen Sonntagabend, bereitete sich eine Portion Spaghetti mit Brokkoli (ihr Lieblingsessen), servierte dazu einen leichten Weißwein aus der Toskana und rauchte zum Abschluss feierlich ihre letzte Zigarette. Genussvoll zog sie den Rauch tief und langsam in ihre Lunge und atmete ebenso langsam wieder aus. Seit Jahren hatte sie keine Zigarette mehr so bewusst geraucht und genossen. Schade nur, dass es die letzte war.

Sie ahnen sicher schon, wie es weiterging. Nachdem sie 24 Stunden tapfer durchgehalten hatte, überlegte sie, dass es letztlich ziemlich egal war, ob sie ihre letzte Zigarette an jenem Sonntag oder erst am Montagabend rauchte. Dass es machbar war mit dem Abgewöhnen, hatte sie ja immerhin schon einen Tag lang getestet. Doch wenn sie noch eine, eine allerletzte Zigarette, rauchen könnte, hätte sie den Genuss vom letzten Abend noch einmal wiederholt.

Sie holte ihren Mantel, lief zur nahe gelegenen Tankstelle, kaufte eine Packung ihrer Lieblingsmarke, eilte nach Hause, goss sich ein Glas des toskanischen Weines ein und zündete feierlich eine Zigarette an. War das ein Genuss! Wieso hatte sie nur die letzten Jahre Tausende von Zigaretten gedankenlos durchgezogen? An diese beiden letzten Zigaretten von heute und gestern würde sie sich ewig erinnern!

Und so ging es weiter. Am selben Abend rauchte sie noch eine weitere Zigarette aus der neuen Packung, mit dem Vorsatz, danach ganz bestimmt Schluss zu machen. Am Dienstag sagte sie sich, dass es schade wäre, die restlichen achtzehn Glimmstängel wegzuwerfen. Mittwochabend, als die Packung alle war, meinte sie, sie könne das Abgewöhnen auch noch einige Wochen verschieben – bis der neu empfundene Genuss wieder in der Gewohnheit untergegangen wäre.

Bereits nach ein paar Monaten war es so weit. Ihr Alltag einer Stress- und Trostraucherin hatte von dem Genuss nichts übrig gelassen. Wieder setzte sie ein Datum fest, rauchte ihre „letzte Zigarette" – und siehe da, der lang vermisste Genuss am Rauchen kehrte zurück. Auf diese Weise kann jemand, der sich wie Mark Twain mehr als 100 letzte Zigaretten gönnt, den Genuss am Tabak immer wieder neu entdecken. Allerdings um den Preis ständiger Selbstvorwürfe. Schließlich hat man ja nicht durchgehalten, sondern Willensschwäche gezeigt.

Auch Katharina unternimmt immer noch von Zeit zu Zeit einen neuen Versuch. Allerdings eher halbherzig, da sie inzwischen aus Erfahrung weiß, wie die Aktion enden wird. Der Nachteil ihrer Methode liegt klar auf der Hand. Sie beruht auf einem Selbstbetrug, den sie leicht durchschaut. Die Folgen? Kurzer Genuss, lange Reue, Verlust an Selbstachtung.

Wie Sie den Genuss wieder finden

Ich rate Ihnen zu Ehrlichkeit mit sich selbst. Wenn Ihnen das Inhalieren von Tabakrauch Vergnügen bereitet, dann stehen Sie auch dazu! Verabschieden Sie sich von Ihrem schlechten Gewissen. Es ist menschlich, Fehler zu machen, und das heißt auch, teilweise gesund und teilweise ungesund zu leben. Sie schlagen weder Ihre Kinder, noch randalieren Sie in Kneipen. Sie rauchen lediglich einige Zigaretten am Tag. Es gibt für Sie keinen Grund, das gegenwärtig schlechte Image der Raucher in den Medien persönlich zu nehmen. Wenn Sie Ihrem kleinen Laster in beherrschbaren Grenzen frönen, leben Sie damit nicht schlechter als die überwiegende Mehrheit der Nichtraucher mit ihren persönlichen Schwächen. Um sich den Genuss ohne Reue am Rauchen zu erhalten beziehungsweise ihn wieder zu finden, genügt es, einige bewährte Prinzipien in die Tat umzusetzen. Einige wurden schon erwähnt. Hier sind sie alle zusammen:

- Statt einen erneuten nutzlosen Versuch der Raucherentwöhnung zu unternehmen, gewöhnen Sie sich erst einmal das Rauchen während der Arbeit und anderer Tätigkeiten ab, bei denen Sie unter Anspannung stehen. Wenn Ihre Hände und Ihr Mund Beschäftigung benötigen, greifen Sie zu Obst, Kaugummi, Getränken usw. Legen Sie lieber öfter eine Rauchpause ein, in der Sie sich ganz auf Genuss und Entspannung konzentrieren.
- Pflegen Sie bewusst Genussgelegenheiten. Gönnen Sie sich regelmäßig ein schönes Essen oder eine heiße Liebesnacht – und die Zigarette danach. Nehmen Sie sich vor, nie wieder eine Zigarette ohne Genuss zu rauchen. Ziehen Sie sie nicht durch, nur weil Sie sie eben angezündet haben. Wenn Sie sich dabei ertappen, dass Sie Ihr Stäbchen aus bloßer Gewohnheit angesteckt haben – so teuer, dass man sie nicht ausdrücken und ungenutzt wegwerfen könnte, sind die Dinger nun auch wieder nicht.

● Lassen Sie sich nicht unter Zeitdruck setzen. Ich habe es oft genug auf Konferenzen erlebt: Eine überlange Tagesordnung wird in Eile durchgezogen. Schließlich protestieren die Raucher und verlangen wenigstens eine kleine Pause. Der Leiter ist Nichtraucher, genehmigt schließlich seufzend „höchstens zwei Minuten". Ziehen Sie in solchen Fällen keinesfalls den Glimmstängel hastig durch, nur weil Sie fürchten, danach mehrere Stunden ohne Nikotin auskommen zu müssen. Rauchen Sie entspannt wie sonst, inhalieren Sie langsam, und werfen Sie die zweite Hälfte fort, wenn die Pause nicht für eine ganze Zigarette reicht. Sie werden feststellen, dass die subjektive Wirkung, die „Sättigung", länger anhält als bei einer ganzen hastigen Zigarette. Der Grund: Rauchen unter Stress lässt Sie unbefriedigt zurück und erzeugt damit schnell wieder neuen Bedarf.

● Entwickeln Sie Ihre individuelle Rauch-Kultur und Ihre eigenen Rituale. Stellen Sie Ansprüche an die Situation, in der Sie rauchen: eine angenehme Umgebung, genügend Zeit, keine ablenkenden Verpflichtungen, wohlwollende Leute um Sie herum. Sie werden diese Bedingungen nicht jederzeit realisieren können; sie sollten aber den Regelfall ausmachen. Dadurch werden Sie Ausnahmen stets bewusst als Ausnahmen erleben. So behalten Sie die Kontrolle über Ihr Tun und geraten nicht in Gefahr, Sklave Ihrer Zigaretten zu werden.

● Behalten Sie die Übersicht darüber, wie viel Sie rauchen. Je mehr Sie auf Genuss achten, desto leichter wird es Ihnen fallen, ein mäßiger Raucher zu bleiben. Und umgekehrt. Das automatische, gedankenlose Nach-der-Zigarette-Greifen unter Anspannung oder Langeweile führt dagegen geradewegs zum Kettenrauchen. Die beste Methode, die Kontrolle über die Menge zu behalten, besteht darin, sich feste Rauchpausen im Tagesablauf anzugewöhnen. Zum Beispiel: nach dem Aufstehen, nach dem Frühstück, eine am Vormittag, eine nach dem Mittagessen, zwei am Nachmittag, eine zum Abendessen, eine am Abend, eine vor dem Schlafengehen – und eine für besondere Gelegenheiten. Das macht zehn Zigaretten am Tag, ein beherrschbares Gesundheitsrisiko.

● Schlagen Sie die Warnungen der Ärzte vor den Folgen von Nikotin und anderen Schadstoffen nicht in den Wind! Verharmlosen rächt sich eines Tages. Genauso unsinnig wäre das Gegenteil, also etwa zu sagen: „Ich rauche, also sind bei mir sowieso Hopfen und Malz verloren." Die vorliegenden Studien belegen in der Tat, dass die meisten Raucher ihre Risiken nicht durch einen gesundheitsbewussten Lebensstil ausgleichen, sondern sich im Durchschnitt schlechter ernähren und weniger fit halten als die Gesamtbevölkerung. Die Strategien des Ignorierens und des Sich-selbst-Aufgebens führen beide in die Sackgasse typischer Raucherspätfolgen. Besser: die Probleme ernst nehmen, Chancen und Risiken bewusst kalkulieren. Da Sie sich dieses Buch gekauft haben, nehme ich an, dass Sie mit diesem Punkt keine Schwierigkeiten haben werden.

Die Begrenzung der Anzahl der täglichen Zigaretten ist für die Gesundheit wichtiger als die Wahl der Zigaretten nach Nikotin- und Teergehalt. Die bisherigen medizinischen Studien konnten keinen wesentlichen Unterschied in der Wirkung von Filter light, medium oder strong nachweisen. Die Ursachen sind nicht ganz klar, da starke Zigaretten mit dunklem Tabak immerhin mehr als das Zehnfache an Nikotin und Kondensat enthalten. Die Mediziner diskutieren folgende Faktoren:

- Andere Schadstoffe, die nicht auf der Packung angegeben werden müssen, wurden nicht oder nur wenig verringert.
- Ein Großteil der schädigenden Stoffe entstammt nicht dem Tabak, sondern dem Zigarettenpapier.
- Raucher, die auf leichte Zigaretten umsteigen, inhalieren tiefer, rauchen das Ende (an dem die meisten Schadstoffe sitzen) weiter herunter und verbrauchen auch mehr Zigaretten als vorher, um auf ihr gewohntes Maß an Nikotin zu kommen.
- Die Bedingungen, unter denen geraucht wird, tragen ihren Teil zur Schädigung des Organismus bei, insbesondere das Stressrauchen.
- Ultralight-Zigaretten mit Nikotin unter 0,4 Milligramm und Kondensat unter 4 Milligramm gibt es erst seit den Achtzigerjahren. Es ist zu früh, um die langfristigen Auswirkungen auf Menschen zu beobachten, die von Jugend an nur solche extrem leichten Produkte rauchen.

Eins scheint sicher: Wenige starke Zigaretten verkraftet der Körper besser als viele leichte.

Tabak als Kulturgut

Warum rauchen Sie? Während fast jeder ohne lange nachzudenken erklären kann, warum er seinen Beruf ergriffen oder eine bestimmte Person geheiratet hat, fällt es vielen Rauchern schwer, auf diese Frage eine klare Antwort zu geben. Häufig hört man Sätze wie:

- Weil ich es mir angewöhnt habe.
- Weil in meiner Klasse damals alle rauchten.
- Irgendeine Freude braucht der Mensch.
- Meine Eltern rauchen auch.
- Ich wollte meine nicht rauchenden Eltern schockieren.
- Ich hatte es eilig, erwachsen zu werden.
- Warum ich rauche? Das frage ich mich auch manchmal.

Viele Entwöhnungsversuche scheitern nicht zuletzt deshalb, weil die Teilnehmer ihre unbewussten Motive nicht kennen, die sie immer wieder zur Zigarette greifen lassen. Nikotinsucht erklärt manches, aber nicht alles. Selbst viele Heroinabhängige kommen von ihrer Droge wieder los, sobald sie den Kontakt zur Szene abbrechen. Egal, ob Sie sich das Rauchen abgewöhnen, Ihre Kinder vor der Nachahmung schützen oder in Zukunft bewusst, genussvoll und gesünder rauchen wollen – das Nachdenken über den seelischen Hintergrund lohnt sich.

In aller Regel ist heutzutage der erste Griff zur Zigarette kein einsamer Entschluss, sondern Teil der Selbstfindung im Teenageralter. 95 Prozent fangen vor dem 20. Geburtstag damit an. Der soziale Druck spielt eine große Rolle („weil in meiner Klasse damals alle rauchten", siehe oben). Hinzu kommt ein gewisses Geltungsstreben – man muss sich in der Gruppe als erwachsen, stark, Mann oder Frau beweisen. Die Tabakproduzenten profitieren von der vorübergehenden Verunsicherung an der Schwelle zwischen Kind- und Erwachsensein. Warum aber bleiben beispielsweise Drogenexperimente für die Masse der Schüler eine einmalige oder zumindest vorübergehende Erfahrung, während jede(r) Dritte ein

Leben lang rauchen wird? Die Gefährlichkeit von Drogen liefert keine ausreichende Erklärung für diesen Unterschied. Sie reizt ja auch eher die Neugier als abzuschrecken.

Dass Drogen sich weitgehend auf Randgruppen beschränken, während Alkohol und Zigaretten ein Massenphänomen sind, hat mit ihrer unterschiedlichen Stellung in unserer Kultur zu tun. Wer als Teenager raucht, ärgert vielleicht seine Eltern oder Lehrer, tut aber letztlich nichts ernsthaft Verbotenes. Bestenfalls erweist man sich als frühreif. Und schließlich rauchen die Verwandten, ältere Geschwister, viele Lehrer, Ärzte und bekannte Politiker auch. Einerseits warnt der Gesundheitsminister auf jeder Zigarettenpackung vor den gesundheitlichen Schäden, andererseits bringen die Einnahmen aus der Tabaksteuer dem deutschen Staat jährlich rund 21 Milliarden Mark – das ist ungefähr der halbe Verteidigungshaushalt!

Doch Medien und soziale Umgebung liefern nicht nur Vorbilder, sondern auch die heimlichen Motive. Von den Jugendlichen ahnt kaum jemand, dass ihr ehrlich empfundener Nonkonformismus nur eine historisch gewachsene Tradition nachvollzieht, die durch ihr Verhalten vor dem Aussterben bewahrt wird. Ein kurzer Abstecher in die Geschichte des Rauchens lässt uns Ursprung und Art dieser Motive verstehen.

Herkunft, Kampf und Triumph des Tabaks

Im Alten Ägypten verwendete man Weihrauch bei der Verehrung der Götter, im antiken Griechenland kannte man das Einatmen von Rauch aus verbrannten Hanfkörnern und im Orient berauschte man sich an Opium, das aus Mohnpflanzen gewonnen wurde. Tabak dagegen war unbekannt. Homer, Sokrates, Jesus, Cäsar, Nero, Leonardo da Vinci und Michelangelo – alles Nichtraucher! Selbst in den 39 Theaterstücken Shakespeares kommen nirgendwo Tabak und Raucher vor. Wer weiß, vielleicht wären Romeo und Julia glücklich verheiratet worden, wenn ein Mitglied der Familie Capulet einen Angehörigen der verfeindeten Montagues hätte um Feuer bitten müssen.

Die Tabakpflanze stammt aus Süd- und Mittelamerika und wurde von indianischen Hochkulturen wie den Mayas für den Rauchgenuss

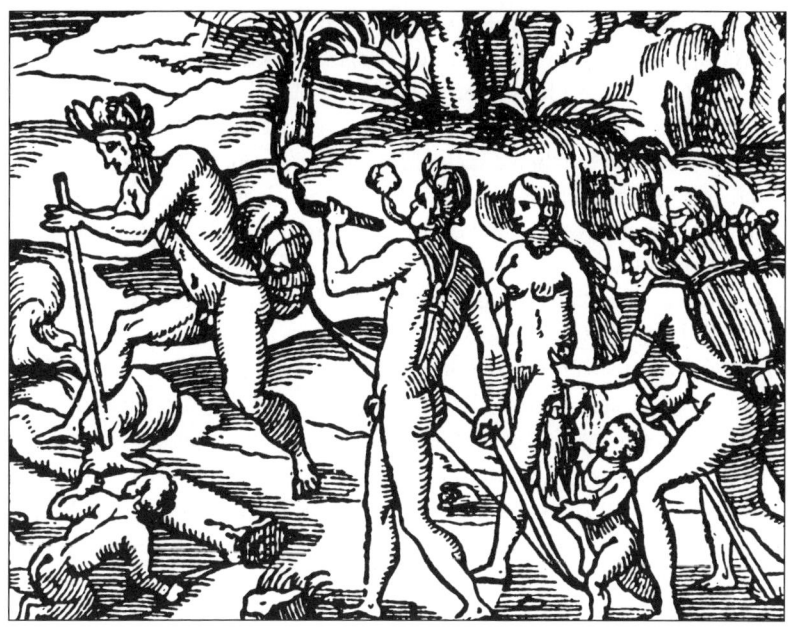

Als Kolumbus auf Kuba landete, bemerkte er erstaunt, wie die Indianer Blätter einer unbekannten Pflanze rauchten

entdeckt. In der Alten Welt war sie bis zu Kolumbus unbekannt – das war zumindest bis vor kurzem die anerkannte Lehrmeinung unter Geschichtsforschern. Umso größere Überraschung lösten chemische Analysen altägyptischer Mumien aus, bei denen sich Spuren von Nikotin fanden. Seitdem wird unter Historikern heiß diskutiert, ob auf irgendwelchen verschlungenen Handelswegen Tabak samt Anleitung für seinen Gebrauch aus Amerika zu den Pharaonen gelangt sein könnte. Dass zwischen Amerika und der übrigen Welt lange vor 1492 mehrfach Schiffsverbindungen bestanden, gilt inzwischen als sicher. Zu einem dauerhaften Tabak-„Import" kam es jedoch nicht.

Als Kolumbus in einer Bucht des heutigen Kuba ankerte, beobachtete er, wie die Einheimischen ein Rohr, das sie „Tabacco" nannten, mit Blättern einer ihm unbekannten Pflanze füllten, es an einem Ende anzündeten und aus dem anderen den Rauch „tranken". Zuerst vermerkte er es nur als Kuriosum. Warum die Indianer das taten, war unklar. Stillten sie damit ihren Hunger oder diente das Tabaktrinken Heilzwecken? Einer seiner Männer, ein gewisser Rodrigo de Jerez, soll sich bereits auf dieser Fahrt das Rauchen angewöhnt und einen Vorrat Tabakblätter mit nach Europa gebracht haben. Mit traurigen Folgen: Als er in seine Heimatstadt Ayamonte zurückkehrte und seine Mitbürger ihn aus Nase und Mund qualmen sahen, meinten sie, der Teufel sei in ihn gefahren. Sie rannten zum Pfarrer und der benachrichtigte die Inquisition, die ihn für viele Jahre ins Gefängnis warf.

1496 brachte Kolumbus von seiner zweiten Fahrt die ersten Tabakpflanzen mit nach Europa. Über den französischen Botschafter in Portugal, einen gewissen Jean Nicot, gelangten sie nach Frankreich. Er pries sie als Heilpflanzen, die durch Auflegen auf krebsartige Geschwüre und Wunden medizinische Wunder verrichten sollten. Durch seine Propaganda fand die Pflanze (nach ihm „Nicotiana" genannt) schnelle Verbreitung in Europa. (Der Wirkstoff Nikotin erhielt seine Bezeichnung erst 1828.) Der Glaube an die Heilwirkung hielt übrigens lange an. Noch während der Choleraepidemien von 1831 und 1837 wurde in Berlin das bestehende öffentliche Rauchverbot zeitweise aufgehoben, weil die Ärzte der Überzeugung waren, der Tabakrauch würde die Epidemie eindämmen.

Aber auch die narkotische und Sucht erzeugende Wirkung des Tabaks wurde bald entdeckt. Die Kirche wetterte als Erste gegen die neue Sünde. Auch einige Könige, wie zum Beispiel Jakob I. von England, versuchten die Sucht mit Verboten einzudämmen. In dieser Zeit polarisierten sich die europäischen Gesellschaften erstmals in Raucher und sie bekämpfende Nichtraucher. Die offizielle Begründung war jedoch nicht der Gesundheitsschaden durch übermäßigen Genuss – den man damals bestenfalls ahnte –, sondern die Brandgefahr. In Görlitz brannte 1642 durch „Tabakschmauchen", wie es in der Chronik heißt, das ganze Niklasviertel mitsamt Kirche und über 100 Häusern nieder. 1653 folgte eine Feuersbrunst auf dem Neumarkt in Dresden, 1668 auf der Wiener Hofburg. Auch aus Russland und dem osmanisch beherrschten Konstantinopel wurden Brände gemeldet, die unachtsame Raucher ausgelöst hatten.

Einige Königshäuser änderten ihre feindselige Haltung, als sie entdeckten, dass sich mit Tabak sehr viel Geld in die leeren Staatskassen bringen ließ. Ein Gutachter der österreichisch-ungarischen Monarchie bemerkte 1677, dass „vielle sich einbildten, leichter des Brodts als des Tobacksgebrauchs gleichsamb zu entrathen". Anders ausgedrückt: Egal, wie teuer Tabak verkauft wird – niemand wird des Preises wegen auf ihn verzichten wollen. England und die Republik Venedig waren die Ersten, die Anfang des 17. Jahrhunderts eine Tabaksteuer einführten. In den folgenden Jahren zogen die meisten anderen Staaten nach. Seit dieser Zeit gehen laute Warnungen vor dem Tabakgenuss und insgeheimes Verdienen an ihm Hand in Hand.

Die Grundlage für den neuen Wirtschaftszweig war der Dreißigjährige Krieg (1618–1648): Niemand trug so viel zur Verbreitung der Sitte des Rauchens bei wie die durch Europa ziehenden Söldnerheere. Notzeiten, in denen Menschen zusammenrücken, täglich Unsicherheit und Todesgefahr vor Augen, fördern die Ausbreitung des Tabakgenusses. Vor allem zwei Faktoren begünstigen das Rauchen in dieser Situation:

- Die spezifische Wirkung des Nikotins, das, wie bereits erläutert (Seite 20), zuerst die schon bestehende seelische Anspannung steigert und dadurch die anschließende Entspannung besonders deutlich fühlbar macht. Das schafft in Situationen ängstlichen Abwartens Inseln des Friedens.
- Die Rituale wie Feuergeben, Pfeifestopfen (später Zigaretten drehen), Schmauchen usw. lassen Kommunikationsmöglichkeiten zwischen Unbekannten zu. So entstehen selbst unter Bedingungen allgemeinen Misstrauens Brücken der Verbundenheit und des schnellen Einander-Verstehens.

Die Form des Tabakgenusses spielte dabei übrigens kaum eine Rolle. Das 17. Jahrhundert bevorzugte die Pfeife, das 18. den Schnupftabak, das 19. zunächst die Zigarre, in der zweiten Jahrhunderthälfte dann zunehmend die Zigarette. Sie kam ursprünglich aus Brasilien, wo man Tabakreste in Papier wickelte und so noch nutzen konnte. Von dort gelangte sie nach Spanien, wo zum Beispiel Casanova ihre Bekanntschaft machte, und ab etwa 1825 in andere europäische Länder. Carmen, die Heldin aus Mérimées Erzählung und Bizets Oper, stellte noch in Handarbeit Zigaretten her. Mit der Erfindung der ersten Zigarettenmaschine (1867) setzte sich diese neue Form des Rauchens endgültig durch. Sie wird heute von 94 Prozent aller Raucher bevorzugt. Nur 6 Prozent greifen noch zu Zigarre oder Pfeife.

Das Ringen um die Freiheit des Rauchens

Überall dort, wo einst die Verbreitung des Tabaks auf behördlichen Widerstand stieß, traten mit der Zeit fortschrittliche Gruppen den Kampf um die Freiheit des Rauchens an. Die erste „Tabakrevolution" fand in Russland und noch als Machtkampf innerhalb verschiedener Adelsfraktionen statt. Zar Peter I. hatte Ende des 17. Jahrhunderts bei seinen Kontakten mit holländischen Seeleuten den Gebrauch der Pfeife kennen gelernt und setzte das Rauchen gegen den erbitterten Widerstand des Moskauer Patriarchen und der übrigen orthodoxen Geistlichkeit durch. Natürlich vergaß er nicht, sogleich die Einfuhr des neuen Genussmittels mit einer saftigen Steuer zu belegen. Er benötigte viel Geld für den Bau seiner neuen Hauptstadt Sankt Petersburg.

Später stand für das Bürgertum die Freiheit des Rauchens als sichtbares Zeichen für den Grad ihrer Freiheit überhaupt. In Berlin bestand noch in der ersten Hälfte des 19. Jahrhunderts ein Rauchverbot in der Öffentlichkeit – mit kurzen Unterbrechungen während der Choleraepidemien. Als während der Unruhen von 1830 erstmals eine Aufhebung des Rauchverbots im Tiergarten gefordert wurde, witterte die Polizei in der Folgezeit hinter jedem Raucher auf der Straße, der die Verbote missachtete, einen gefährlichen Demokraten. Ein begeisterter Demokrat, der Chemiestudent J. F. Kammerer, hatte als Erster ein Zündholz erfunden, das sich bei einfacher Reibung entzündete. Die Behörden verboten ihm die Produktion. Als er sie insgeheim fabrizieren wollte, ließen sie die Maschinen zerstören und zogen sein Vermögen ein. Der Bundestag in Frankfurt am Main erließ eine für alle deutschen Staaten geltende Verordnung, die die Herstellung dieser höchst gefährlichen Zündhölzer untersagte. Kammerer starb 1857 verarmt im Irrenhaus von Ludwigsburg, während in England und Schweden seine Idee aufgegriffen und erfolgreich vermarktet wurde.

Das Revolutionsjahr 1848 brachte den Berlinern dann endlich die Aufhebung des Rauchverbots – damit waren aber die Kämpfe nicht beendet. In unserem Jahrhundert warben vor allem drei Gruppen für ihren Kampf um mehr Rechte mit demonstrativem Rauchen: die Künstler, die Jugend und die Frauen. Ob Hemingway, Picasso, Dalí oder Brecht – alle rauchten. Im Hauptwerk des französischen Existenzialismus, Sartres „Das Sein und das Nichts", liefert die Zigarette das perfekte Beispiel für ein Objekt, das sich im Prozess seiner Aneignung buchstäblich in Rauch auflöst. Können Sie sich die von Humphrey Bogart und Sean Connery verkörperten Helden als Nichtraucher vorstellen? Wie hätte sich James Bond am Ende gerettet, wenn in seiner Zigarette kein Sprengstoff verborgen gewesen wäre? Aber damit soll es nun vorbei sein. Im April 1999 meldete die Produktionsfirma, dass der Hauptheld in zukünftigen Bond-Streifen nicht mehr rauchen wird. Begründung: Ein kettenrauchender Geheimagent sei kein Vorbild für Jugendliche.

Erste Vorboten einer Jugendbewegung gab es in Deutschland vor 1848 in Gestalt der aufsässigen Studenten, die auf dem Hambacher Fest von 1832 für mehr Demokratie eintraten. Der Zündhölzchenerfinder Kammerer war einer von ihnen. Der moderne Generationenkonflikt trat aber erst infolge der zwei Weltkriege auf. Der Aufstand gegen das Establishment, das die Kriege mit verursacht hatte, manifestierte sich äußerlich auch im exzessiven Zigarettenkonsum. Das Rauchen eignete sich hervorragend, um den Slogan „Wir leben kurz, aber intensiv" in die Tat umzusetzen. Denn in der Tat spürt man, solange man jung ist, kaum etwas von den negativen Wirkungen von Nikotin und Tabakteer auf den Organismus. „Trau keinem über 30" – das konnte nur eine Generation sagen, die mit einem frühen Ableben nach kurzem, rau(s)chhaftem Dasein rechnete.

Dass zwischen der Emanzipationsbewegung der Frauen und ihrem Zigarettenkonsum ein Zusammenhang besteht, ist sogar statistisch nachweisbar. Ein Vergleich europäischer Länder zeigt, dass die Zahl der Raucherinnen dort niedrigsten ist, wo die Frauen noch am stärksten in der traditionellen Rolle verhaftet sind, also in Portugal und Griechenland. In Deutschland gleicht sich seit geraumer Zeit der Anteil rauchender Frauen an den der Männer an. Von den über Fünfzehnjährigen rauchen 22 Prozent der Frauen und 36 Prozent der Männer. In den neuen Bundesländern ist der Unterschied zwischen den Geschlechtern größer als im Westen.

Klagen einer empörten Obrigkeit über rauchende Frauen sind seit dem 17. Jahrhundert überliefert. Einmal erwischte Ludwig XIV. von Frankreich seine Töchter, wie sie aus Pfeifen rauchten, die sie sich aus der Wachstube der Schweizergarde hatten kommen lassen. 1715 veröffentlichte eine Madame Leucoranden ein Traktat, in dem sie Tabak als Mittel pries, sich ein langes Leben zu erhalten. Die Schriftstellerin George Sand zündete sich, wenn sie ein Theater betrat, bereits fünf Minuten nach Beginn der Vorstellung ihre erste Zigarette an. Sie verbrauchte mehr als 50 Stück am Tag. Auch die unglückliche schöne Kaiserin Elisabeth von Österreich, die berühmte Sissi, konnte unerträglich werden, wenn die Etikette sie zwang, auf ihre geliebten Zigaretten zu verzichten.

Freilich konnten sich nur einige wenige Ausnahmegeschöpfe das Rauchen in der Öffentlichkeit leisten. Bis zum Ersten Weltkrieg war es für die anständige Frau tabu. Erst nach 1920, als die Korsetts fielen und die Kleider kürzer wurden, wagte sich die Dame mit Zigarettenspitze hervor und ließ sich mit einer eleganten Kopfbewegung von einem der anwesenden Herren Feuer geben. Aber noch im Film „Casablanca" (1944) achteten die Produzenten sorgfältig darauf, dass in dem Streifen keine einzige rauchende Frau zu sehen ist. Nach dem Zweiten Weltkrieg, als Frauen einen Hauptteil der Wiederaufbauarbeit leisten mussten, während ihre Männer gefallen oder in Gefangenschaft waren, wurde weibliches Rauchen endgültig gesellschaftsfähig – in einer Zeit, wo vier Zigaretten so viel kosteten wie der Wochenlohn einer Trümmerfrau, nämlich 40 Mark (November 1947 in Berlin). Je mehr die Frauen die berufliche Gleichstellung mit dem Mann durchsetzen, umso mehr übernehmen sie auch traditionell männliche Verhaltensweisen.

Das Gesundheitsrisiko wird entdeckt

Doch die Freude an der neuen Freiheit hielt nicht lange an. In den Fünfziger- und Sechzigerjahren mehrten sich die Warnungen vor den gesundheitlichen Folgen. Erstmals lagen zuverlässige Zahlen über den

Zusammenhang von Tabakkonsum und Lungenkrebs vor. Mit der Fitnesswelle seit den Siebzigerjahren und den Kenntnissen über die Schädlichkeit des Passivrauchens wandelt sich das Rauchen zunehmend von einem öffentlichen Kulturgut zu einer privaten Sünde, die als aggressiver Akt gegenüber den Mitmenschen betrachtet wird.

Aber Tabak hat nicht nur eine „böse" Seite. Die Sitten, die sich um das Rauchen ranken, tragen zur Vielfalt und Unverwechselbarkeit unserer Kultur bei. Die wichtigsten Motive, die Raucher bei der Stange halten, sind:

- Die Wirkung des Nikotins, insbesondere die Aufeinanderfolge von Aufputschen und Beruhigen.
- Das Gruppenerlebnis. Zuerst ist die Zigarette sichtbares Zeichen des Erwachsenwerdens. Später gehört man einer Gruppe an – den Rauchern – und steht mit ihr in einem Spannungsverhältnis zur Gruppe der Nichtraucher. Wo zwei Raucher einander begegnen, entsteht ein Gefühl der Verbundenheit, selbst im Krieg (siehe oben).
- Der Beitrag zur Selbstfindung. Das Rauchen kann Teil der Persönlichkeit werden, wie Maigrets Pfeife. An der Art, wie der Kommissar seine Pfeife stopfte, konnten seine Mitarbeiter ablesen, in welcher Stimmung er sich befand. Der Rauch lässt sich auch zur Abwehr unangenehmer Zeitgenossen nutzen, indem man ihnen wie unabsichtlich den Qualm ins Gesicht bläst. Gegenüber missmutigen Nichtrauchern kann der Raucher seine Fähigkeit zur Selbstbehauptung und Nonkonformismus demonstrieren und bewusst öffentliche Rauchverbote übertreten. Das Motiv der antiautoritären Auflehnung ist nicht nur bei Teenagern zu finden.
- Die Zigarette als Maske. Hinter der weltmännischen Gebärde des Rauchens kann man Zweifel, Zaudern und Unsicherheit verbergen. Es ist möglich, sich an der Zigarette festzuhalten, um sich Mut einzuflößen und seine Furcht zu kaschieren. Das Anzünden schenkt dem Raucher einige Sekunden Pause, in denen er sich besinnen und konzentrieren kann.
- Die Zigarette als Zeichen und Kommunikationsmittel. Die Bitte um Feuer kann ein Gespräch einleiten. Wer wem als Erster eine Zigarette anbietet, ist in aller Regel der in einer Hierarchie Überlegene. Durch

Ablehnung und Griff zum eigenen Päckchen lässt sich der Wunsch nach Ebenbürtigkeit demonstrieren. Deshalb eignet sich Rauchen hervorragend als Zeichen bewusster Emanzipation und gewachsenen Selbstvertrauens. In Filmen setzen Regisseure die Handhabung von Zigarette und Feuer geschickt ein, um in wenigen Sekunden Personen zu charakterisieren. Sherlock Holmes konnte sogar aus der Zigarettenasche Rückschlüsse auf den Täter ziehen.

- Die Zigarette als Zeitmesser. Da Raucher in regelmäßigen Abständen für eine bestimmte Zeit zur Zigarette greifen, geben sie ihrem Tag eine Struktur. Die Zigarette ist gleichsam eine Uhr, die den Alltag einteilt und die Länge der Pausen misst. Außerdem eignet sie sich hervorragend, um Augenblicke der Langeweile zu füllen.

- Die momentane Freiheit vom Alltag. Während Nichtraucher in Pausen meist nichts tun, geht der Raucher einer besonderen Pausentätigkeit nach. Mit dem Anzünden der Zigarette und dem Inhalieren steigt er sichtbar und fühlbar aus dem Arbeitstag aus.

Auf die Summe der Risikofaktoren kommt es an

Die Statistiken, die über die Gefährlichkeit des Rauchens veröffentlicht werden, vermitteln häufig den Eindruck, dass jeden, der zum Glimmstängel greift, baldiges Siechtum und ein früher Tod erwarten. Ein beliebtes Argument gegen Raucher lautet: 90 Prozent aller männlichen Lungenkrebskranken waren Raucher (Raucherinnen: 79 Prozent). Das stimmt. Was allerdings verschwiegen wird: Mehr als 90 Prozent aller Raucher bekommen keinen Lungenkrebs!

Die Gefahr soll damit nicht verharmlost werden. Neun von zehn Lungenkrebsfällen enden tödlich. Zum Teil auch deswegen, weil viele erkrankte Raucher selbst angesichts der Todesgefahr nicht von ihrem Laster lassen können. Die Krankheit beginnt meist zwischen dem 60. und 70. Lebensjahr und verkürzt das Leben im Mittel um 10 bis 15 Jahre. Das Ende ist alles andere als angenehm. Aber die positive Kehrseite der Statistik – dass die übergroße Mehrheit nicht erkrankt – zeigt, dass Tod durch Rauchen kein unausweichliches Schicksal darstellt. Es ist ein Gesundheitsrisiko – nicht weniger, aber auch nicht mehr – und steht in einer Reihe mit Übergewicht, Alkohol, körperlicher Trägheit und rasantem Tempo im Straßenverkehr. Daraus ergibt sich:

- Wie stark Ihre Gesundheit gefährdet ist, hängt von der Summe Ihrer Risikofaktoren ab. Wer zugleich raucht, trinkt, zu viel isst und sich zu wenig bewegt, vervielfacht die Gefahr. Umgekehrt gilt: Was Sie in einem Bereich riskieren, können Sie in einem anderen wieder ausgleichen.
- Gesundheitsrisiken werden statistisch ermittelt. Das bedeutet, im Einzelfall können Sie alle Empfehlungen der Ärzte peinlich genau befolgen und dennoch plötzlich tödlich erkranken. Oder Sie begehen alle denkbaren Sünden und werden trotzdem 100 Jahre alt. Beide Extreme kommen allerdings sehr selten vor.

Schadstoffe im Tabak

Bevor wir das Rauchen mit anderen Risikofaktoren in Beziehung setzen, schauen wir uns zunächst die wichtigsten Stoffe im Tabak und ihre Wirkung auf den menschlichen Organismus an.

Nikotin ($C_{10}H_{14}N_2$) ist ein Alkaloid – so lautet der Sammelbegriff für pflanzliche Giftstoffe mit chemisch komplizierter Ringstruktur und einem pH-Wert größer als 7. Es wirkt auf das Gehirn und Teile der Muskulatur. Beim Einatmen setzt das Gehirn Nervenbotenstoffe frei, die den Blutdruck, den Puls und verschiedene Hirnleistungen anregen. Bei einer höheren Dosis – die durch Rauchen nicht erreicht wird – schlägt die Wirkung um: Der Puls fällt, das Denken verwirrt sich, die Atemmuskulatur wird gelähmt, wodurch der Tod eintreten kann. Nach einer alten Erkenntnis des Arztes und Alchimisten Paracelsus (1493–1541) hängt es von der Dosis ab, ob eine Substanz schädigt oder nützt. Das gilt auch für das Nikotin. Wie Sie schon aus dem vorigen Kapitel wissen, hat man immer wieder versucht, Tabak medizinisch zu nutzen. Um 1920, als man noch wenig von den Gesundheitsschäden wusste, empfahl die amerikanische Tabakwerbung den Damen Nikotin als Appetitzügler mit verdauungsfördernder Wirkung. In den letzten Jahren ist Nikotin als Arzneistoff wieder entdeckt worden. Insbesondere hat man herausgefunden, dass Nikotin offenbar der Alzheimerschen und der Parkinsonschen Krankheit vorbeugt. In der Tat werden Raucher seltener Opfer des gefürchteten Persönlichkeitsverlusts im Alter, den die Alzheimer-Erkrankung mit sich bringt. Je mehr sie rauchten, desto geringer war ihr Risiko. Ich warne jedoch vor dem Selbstversuch. Bekanntlich steigt bei exzessivem Rauchen die Wahrscheinlichkeit, dass Sie gar nicht erst das Alter erreichen, in dem der Alzheimer üblicherweise zum Vorschein kommt.

Kohlenmonoxid (CO) ist ein geruchloses Atemgift, das bei der Verbrennung von Kohle und kohlenstoffhaltigen Substanzen frei wird. Es bindet sich an die roten Blutkörperchen und vermindert dadurch ihre Fähigkeit, Luftsauerstoff aufzunehmen und zu den Zellen zu transportieren. In der Folge wird der Körper schlechter mit Nahrung versorgt. An der fahlen Haut starker Raucher ist die Wirkung äußerlich sichtbar. Der Körper wehrt sich gegen die Unterversorgung mit der Bildung weiterer roter Blutkörperchen. Dafür benötigt er zusätzliche Mengen des Spurenelements Eisen. Diese neuen Blutteilchen führen aber zu einer Verdickung des Blutes, besonders wenn der Raucher wie die meisten Menschen nicht ständig ausreichend Flüssigkeit zu sich nimmt. Dadurch erhöht sich wiederum die Gefahr der Bildung von Blutgerinnseln, kleinen Klümpchen, die die feinen Äderchen verstopfen. Das bedeutet Thrombosegefahr – also Schlaganfälle, Infarkte oder Raucherbein.

Kondensat: Das ist ein Sammelbegriff für eine ganze Reihe teerartiger Substanzen – Aldehyde, Amine, Kohlenwasserstoffe und andere –, die die Schleimhäute angreifen. Sie schädigen die feinen Härchen der Atemwege, die die Aufgabe haben, den Luftstrom zu reinigen. Die Folge sind Raucherhusten und alle möglichen Atemwegserkrankungen bis hin zum Lungenkrebs. Der Klang der Stimme verändert sich, Geruchs- und Geschmackssinn leiden. Einige der Substanzen beeinträchtigen, nachdem sie über die Lunge in die Blutbahn gelangt sind, die Funktion verschiedener Organe wie Leber und Nieren.

Freie Radikale tragen ihren Namen zu Recht. Chemisch handelt es sich um Atomgruppen, die ein ungepaartes Elektron und damit eine freie negative Ladung besitzen. Häufig handelt es sich dabei um Sauerstoff (O^-), der nicht wie der Luftsauerstoff molekular gebunden und damit chemisch neutral ist. Diese Atomgruppen sind sehr instabil – was bedeutet, dass sie radikal bestrebt sind, anderen Molekülen die fehlende Ladung zu entreißen, um wieder elektrisch neutral zu werden. Das Elektron, das sie sich woanders stehlen, fehlt dann an der Stelle, wo sie es sich geholt haben. Die Folge: Der beraubte Nachbar stiehlt sich wiederum irgendwo ein Elektron. Das kann eine Kettenreaktion in Gang setzen, die einen großen Teil einer Körperzelle schädigt. Sie endet erst, wenn das Radikal irgendwo eine freie Ladung findet. Bis dahin können schon Tausende von gesunden Molekülen in Mitleidenschaft gezogen worden sein. Durch diesen Mechanismus sind freie Radikale an der Entstehung von Krebs beteiligt. Außerdem schädigen sie die Immunabwehr. Pro Zigarette inhalieren Sie mindestens eine Billiarde dieser aggressiven Teilchen.

Wenn wir täglich eine Vielzahl dieser Giftcocktails inhalieren – wieso können wir dann überhaupt jahrzehntelang ohne fühlbare Folgen rauchen? Zunächst müssen wir einräumen, dass alle Substanzen mit Ausnahme des Nikotins auch in der übrigen Umwelt vorkommen, und zwar in zum Teil beträchtlichen Konzentrationen. Es nutzt deshalb auch nichts, zu nikotinfreien Kräuterzigaretten zu greifen. Sie enthalten Kondensat, freie Radikale und Kohlenmonoxid wie normale Tabakstängel. Dass mehr als jeder zehnte Lungenkrebsfall einen Nichtraucher betrifft, ist darauf zurückzuführen, dass auch Industrie- und Autoabgase sowie Ausdünstungen aus Farben, Klebstoffen oder Holzschutzmitteln genügend Schadstoffe produzieren, um uns nachhaltig zu schädigen. Wer als Raucher in einer ungesunden Umgebung lebt, ist doppelt gefährdet.

Andererseits sind wir biologisch auf die Abwehr von Gefahren aus der Umwelt eingerichtet. Das Immunsystem zerstört körperfremde Substanzen, die Leber entgiftet das Blut, die Nieren neutralisieren Giftstoffe und scheiden sie aus. Allerdings nur bis zu einem bestimmten Maß. Wie hoch dieses Maß ist, hängt von der Veranlagung, dem allgemeinen Gesundheitszustand, der individuellen Kondition und dem Alter ab. Wird das Maß überschritten, wehrt sich der Körper zunächst, indem er seine Leistungsfähigkeit einschränkt. Gehen Sie dann zu einer gesunden Lebensweise über, kann der Organismus sogar einen Teil der Schäden wieder reparieren. Nach 7 bis 15 Jahren Abstinenz sinkt zum Beispiel das Lungenkrebsrisiko früherer Raucher wieder auf das Maß von Nichtrauchern ab. Hält dagegen das schädigende Verhalten an, erkrankt der Betroffene irgendwann, und zwar dort, wo er die geringsten Abwehrkräfte besitzt.

Das Zusammenspiel mit anderen Risikofaktoren

Das hohe Krankheitsrisiko von Rauchern erklärt sich nur zu einem kleineren Teil aus den Schadstoffen des Tabaks. Eine größere Rolle spielt, dass sie im Durchschnitt übergewichtiger, bewegungsfauler, schlechter ernährt und größere Bier- und Spirituosentrinker sind als Nichtraucher. Diese Faktoren verstärken einander – mit der Konsequenz, dass die meisten nicht speziell am Rauchen, sondern an ihrer Lebensweise erkranken. Die Zigarette wirkt in der Kombination mit anderen Gesundheitsgefahren.

Daraus folgt umgekehrt: Bleibt Rauchen Ihre einzige Schwäche, können Sie gesund älter werden. Wenn Sie auf den Tabak nicht verzichten wollen oder können, schalten Sie alle anderen Gefahren aus Ihrem Leben aus. Ein paar Beispiele, wie Rauchen und andere „Sünden" einander verstärken:

● Nikotin verschlechtert mit der Zeit den Blutfluss und sorgt für eine erhöhte Produktion von Stresshormonen wie Adrenalin. Unsere Blutgefäße verengen sich unter der Einwirkung von Adrenalin, weil Stress eigentlich Gefahr signalisiert. Verengte Gefäße sorgen dann für schnelleren Blutfluss, dadurch erhalten die Muskeln für die bevorstehende (vermeintliche) Flucht rasch die nötige Energie. Tritt zu diesem vorgetäuschten Stress echte Anspannung hinzu, verstärkt sich die Wirkung und hält länger an. Wird außerdem fettreich gegessen, kommt es zu Ablagerungen in den Blutgefäßen, die den Durchfluss weiter verengen. Wann der erste Infarkt auftritt, also eine lebenswichtige Ader verstopft ist, ist dann nur noch eine Frage der Zeit.

● Zigaretten begünstigen Lungenkrebs, das weiß jeder. Weniger bekannt ist, dass auch größere Mengen Alkohol Krebserkrankungen der Atemwege auslösen können. Die Kombination von Tabak und zu viel Alkohol beinhaltet ein hohes Risiko. Trinkt man dagegen täglich nur ein bis zwei Gläser Wein, geschieht das Gegenteil. Der Wein in seiner Verbindung von gering konzentriertem Alkohol und Polyphenolen – das sind Stoffe, die man als das Immunsystem der Pflanzen bezeichnen kann – schützt vor Krebs. Polyphenole begrenzen die Ausbreitung von freien Radikalen. Einer dieser Stoffe, das Katechin, bremst die Neigung der Blutplättchen, sich zu Klümpchen zusammenzuballen, und gleicht damit eine wichtige Wirkung des Nikotins aus. Der Weinalkohol sorgt dafür, dass diese von Natur aus sehr flüchtigen Substanzen konserviert werden. Ob Rotwein wirklich günstiger ist als Weißwein, wie oft behauptet, ist nicht eindeutig bewiesen. Eine Vergleichsstudie des Mainzer Sportwissenschaftlers Klaus Jung zeigte sogar eine leichte Überlegenheit von Weißwein.

● Raucher leiden häufiger als andere an Infekten. Schuld daran ist die Schädigung des Immunsystems durch einen erhöhten Vitaminverbrauch und Beschuss an freien Radikalen. Auch vitaminarme Ernährung, zu wenig Aufenthalt im Freien und Bewegungsmangel verringern die körpereigene Abwehr. Häufige Erkältungskrankheiten sollten immer ein Alarmsignal sein. Ein untrainiertes Immunsystem verliert die Fähigkeit, zwischen Freund und Feind zu unterscheiden. Das heißt, es greift immer öfter auch körpereigene Zellen an. Die Folge sind Allergien und Autoimmunerkrankungen wie Arthritis und vor allem – Krebs. Am Anfang jeder Krebserkrankung stehen kleine Veränderungen im Bauplan der Körperzellen, sobald sie sich teilen. Eine gesunde Abwehr vernichtet solche fehlerhaften Zellen im Frühstadium oder isoliert sie und entzieht ihnen die Nahrungszufuhr. Funktioniert die Abwehr nicht, kann die geschädigte Zelle sich weiter teilen. Das entartete Gewebe degeneriert schließlich zu Tumorgewebe, das sich schneller teilt und vermehrt als gesunde Zellen.

Nach all diesen Schreckensmeldungen nun die gute Nachricht. Die Forschungen der letzten Jahre, vor allem im Zusammenhang mit der schon erwähnten Lebensweise der Mittelmeervölker, haben erwiesen: Es kommt nicht so sehr darauf an, wie viel Ungesundes Sie unterlassen, sondern wie viel Gesundes Sie tun. Das Beispiel der Südfranzosen zeigt, dass ein hoher Pro-Kopf-Verbrauch an Alkohol, Zigaretten und tierischen Fetten ein geringes Gesundheitsrisiko darstellt, wenn ihm weniger Stress, mehr Obst und Gemüse, mehr Bewegung und andere Faktoren, die bereits genannt wurden (ab Seite 18), gegenüberstehen.

Viele Raucher sind sich dieser Zusammenhänge bewusst. Jürgen Kuczynski, einer der bekanntesten Wissenschaftler der DDR, sagte, er gleiche die Folgen seines Rauchens aus, indem er auf Alkohol verzichte. Er wurde über 90 Jahre alt. Eine ehemalige Biologielehrerin aus meinem Bekanntenkreis, die inzwischen über 80 ist, raucht mehr als eine Schachtel am Tag, isst aber auch viel Obst und Gemüse. Winston Churchill, der Zigarren und Whisky genoss und 90 wurde, antwortete bekanntlich, als man ihn nach dem Geheimnis seiner Gesundheit fragte: „No sports!" (Kein Sport!) Was er nicht verriet – er führte immer ein aktives Leben, verstand es zu genießen und liebte ausgedehnte Spaziergänge.

Sicher haben Sie eine ungefähre Vorstellung, welche Umstände Ihres Lebens Körper und Seele stärken und welche sie eher untergraben. Der folgende Fragebogen soll Ihnen eine etwas genauere Bestandsaufnahme ermöglichen und vor allem das Gewicht der einzelnen Faktoren zueinander ins Verhältnis setzen. Bedenken Sie bitte, dass alle Werte auf statistischen Erfahrungen beruhen, die dem Einzelfall nur ungefähr gerecht werden.

Einige Fragen verlangen Auskünfte, die Sie erst ermitteln müssen, wie zum Beispiel den Blutdruck oder bestimmte Konditionswerte. Wenn Sie aus irgendeinem Grund beim Ausfüllen des Fragebogens einen dieser Werte nicht zur Verfügung haben, lassen Sie die Frage aus, indem Sie die Zahl Null eintragen. Das Gleiche gilt für Fragen, die für Sie nicht zutreffen, zum Beispiel die Fragen 5 bis 7, falls Sie als Nichtraucher(in) dieses Buch lesen. Dann erhalten zwar der Genussraucher und der Ultraleichtraucher bei Frage 6 und 7 eine höhere Punktzahl als Sie – das wird aber durch die 12 Pluspunkte für den Nichtraucher in Frage 4 kompensiert.

Wie gesund lebe ich? – Ein Test

I. ANGEBORENE FAKTOREN

1. Wie alt wurden Ihre (biologischen) Großeltern?

Alle vier über 80	+8
Mindestens drei über 75	+4
Zwei über 75	+2
Höchstens einer 75	–6

Alternative: Wenn Sie so jung sind, dass Ihre Großeltern noch leben und unter 75 sind, beantworten Sie die Frage für Ihre Urgroßeltern – Sie haben acht Urgroßeltern, also wird die doppelte Anzahl zugrunde gelegt:

Alle acht über 80	+8
Mindestens sechs über 75	+4
Vier über 75	+2
Höchstens zwei über 75	–6

2. Ist ein (biologischer) Elternteil oder ein Geschwister
an Krebs, Herzinfarkt oder Schlaganfall erkrankt?

Nach dem 65. Lebensjahr	−2
Vor dem 65. Lebensjahr	−6
Mehr als einer vor dem 65. Lebensjahr	−8
Keiner. Sie sind alle noch unter 65	0
Keiner. Zumindest meine Eltern sind schon über 65	+2

3. Hat Ihre Mutter in den neun Monaten vor Ihrer Geburt
regelmäßig geraucht?

Ja	−4
Nein	0

II. RAUCHERVERHALTEN

4. Wie viele Zigaretten rauchen Sie am Tag? Geben Sie einen
Durchschnittswert an.

1 bis 2	0
3 bis 10	−4
11 bis 20	−10
21 bis 40	−16
Mehr als 40	−20
Ich bin Nichtraucher(in)	+12
Ich habe vor mehr als fünf Jahren aufgehört	+8
Ich habe vor mindestens sechs Wochen aufgehört und werde mit Sicherheit nie mehr rauchen	0
Ich rauche Zigarre oder Pfeife, ohne dabei zu inhalieren	−4

5. In welchem Alter waren Sie, als Sie anfingen, regelmäßig
zu rauchen?

Jünger als 16	−8
16 bis 17	−4
18 bis 20	−2
Älter als 20	0

6. Sind Sie überwiegend

Genuss- oder Entspannungsraucher(in)	+4
Trost- oder Stressraucher(in)	−4

7. Haben Sie von Anfang an ultraleichte Zigaretten
(Nikotin 0,4 Milligramm, Kondensat 4 Milligramm oder weniger)
geraucht?

Ja	+2
Nein	−2

III. LEBENSWEISE

8. Haben Sie Abitur und/oder einen Hoch- oder Fachschulabschluss?

Ja	+4
Nein	−2

9. Sie arbeiten vorwiegend

körperlich	+4
geistig	+2
gar nicht	−4

10. Schlafen Sie ausreichend (7 bis 8$\frac{1}{2}$ Stunden pro Nacht) und
etwa zu den gleichen Zeiten?

Ja	+2
Zu wenig oder sehr unregelmäßig	−4
Ich arbeite im Schichtdienst	−5
Ich schlafe länger als 8 $\frac{1}{2}$ Stunden	−6

11. Leben Sie in einer Beziehung?

Glückliche Ehe oder Dauerbeziehung	+8
Routine-Ehe oder -Beziehung	+6
Problem-Ehe oder -Beziehung	−6
Freiwilliger Single aus Überzeugung	0
Lieber Single als Beziehungsstress	−3
Auf Partnersuche, bisher ohne Erfolg	−8

12. Gehen Sie regelmäßig zum Zahnarzt, zu Vorsorgeuntersuchungen und als Frau zum Frauenarzt?

Alles außer Vorsorgeuntersuchungen, da ich noch unter 35 bin	+2
Ich nehme die meisten Untersuchungen wahr	+4
Zum Arzt gehe ich nur im äußersten Notfall	−4

13. Wie viel Sport treiben Sie pro Woche seit mindestens zwei Jahren?

Fünfmal oder mehr eine halbe bis 2 Stunden	+8
Zwei- bis viermal mindestens 20 Minuten	+4
Einmal	0
Täglich mehr als 2 Stunden (Hochleistungssport)	0
So gut wie nie	−8
Ich treibe regelmäßig Sport, aber erst seit kurzem	−2

14. Unterstützen Sie Ihre Gesundheit durch Sauna, Wechselduschen, Yoga, Meditation, autogenes Training, Stretching oder andere Maßnahmen der sanften Fitness?

Gelegentlich	+1
Täglich	+3
Mindestens eine halbe Stunde pro Woche, verteilt auf mindestens drei Termine	+2
So gut wie nie	−1

15. Wie viel Obst und Gemüse essen Sie am Tag?

5 oder mehr faustgroße Portionen	+12
2 bis 4 faustgroße Portionen	+4
Höchstens 1 faustgroße Portion	−6

16. Wie viel und welchen Alkohol trinken Sie?

Gelegentlich größere Mengen, dann wieder Abstinenz	−4
1–2 Gläser Wein am Tag	+4
1–2 Gläser Bier am Tag	+2
3–4 Gläser Wein oder Bier am Tag	−2
5 Gläser oder mehr am Tag	−8
Beinahe täglich Bier und Spirituosen	−8

17. Wie fahren Sie Auto?

Bis zu 10 Prozent über der erlaubten Höchstgeschwindigkeit	0
Bis zu 25 Prozent über der erlaubten Höchstgeschwindigkeit	−3
Mehr als 25 Prozent über der erlaubten Höchstgeschwindigkeit	−6
Eher langsamer als erlaubt	0
Ich fahre äußerst selten oder nie Auto	+2

18. Welche Charakterbeschreibung trifft am ehesten auf Sie zu?

Optimistisch, fröhlich, ich sehe das Leben meist von der sonnigen Seite	+8
Mal heiter, mal betrübt, aber im Großen und Ganzen zufrieden	+2
Mehrmals in der Woche zornig oder deprimiert	−4
Ich bin meistens unzufrieden oder enttäuscht	−8

IV. KÖRPERLICHE VERFASSUNG

19. Wie gesund sind Sie?

Kerngesund, keine Beschwerden, ich werde seltener als einmal im Jahr krank	+8
Kleinere Beschwerden, etwa einmal im Jahr krank	0
Zwei- bis viermal im Jahr krank, öfter Beschwerden, die meine Leistungsfähigkeit gelegentlich einschränken	−4
Ich werde öfter krank oder habe größere Beschwerden	−6
Ich leide an (mindestens) einer ernsthaften chronischen Krankheit	−8

20. Lassen Sie Ihren Blutdruck messen. Um einen zuverlässigen Wert zu erhalten, lassen Sie am besten mehrere Messungen zu unterschiedlichen Tageszeiten durchführen und errechnen den Mittelwert. Achten Sie darauf, dass Sie sich vorher ein paar Minuten ausgeruht haben, um Ihren Ruhepuls zu erreichen.

Unter 90/65, keine Herz- oder Kreislaufkrankheit	+6
Zwischen 90/65 und 120/80	+10
Über 120/80 bis 135/85	0

Über 135/85 bis 150/95	–6
Mehr als 150/95	–10

21. Haben Sie Übergewicht?

Berechnen Sie Ihren Body-Maß-Index (BMI). Multiplizieren Sie dazu zuerst Ihre Körpergröße (in Metern) mit sich selbst. Wenn Sie zum Beispiel 1,75 Meter groß sind, rechnen Sie: 1,75 mal 1,75 ergibt 3,0625. Nehmen Sie dann Ihr Körpergewicht (in Kilogramm) und teilen Sie es durch den zuvor erhaltenen Wert. In unserem Beispiel wären das bei einem Gewicht von 70 Kilogramm: 70 geteilt durch 3,0625 ergibt 22,857.

Mein BMI beträgt zwischen 20 und 25	+8
Mein BMI beträgt zwischen 25 und 30	–4
Mein BMI ist größer als 30	–12
Mein BMI beträgt zwischen 18 und 20	0
Mein BMI beträgt zwischen 16 und 18	–6
Mein BMI ist kleiner als 16	–12

Hinweis

Mit den Fragen 22, 23 und 24 setzen Sie Ihre Leistungsfähigkeit in Beziehung zu Ihrem Alter. Führen Sie die jeweilige Übung aus und überprüfen Sie, ob Sie den für Ihre Altersgruppe angegebenen Wert erreichen. Wenn ja, geben Sie sich 0 Punkte. Sind Sie besser, erhalten Sie für die entsprechende Frage +4 Punkte, erreichen Sie nur den Wert einer höheren Altersgruppe, dann notieren Sie –4 Punkte.

22. Stellen Sie sich gerade hin, die Hände an die Seite, die Füße geschlossen. Biegen Sie nun den Oberkörper zur Seite, ohne ein Bein einzuknicken oder einen Fuß vom Boden zu heben. Wie tief kommen Sie mit Ihren Fingerspitzen?

Bis unters Knie	unter 30 Jahre
Bis zur Kniemitte	30 bis 40 Jahre
Bis zum unteren Ende des Oberschenkels	41 bis 49 Jahre
Bis zur Mitte des Oberschenkels und weniger	50 Jahre und älter

23. Wie alt ist Ihre Haut? Schieben Sie mit den Fingerspitzen einer Hand die Haut auf dem Rücken der anderen Hand quer in Richtung kleiner Finger. Halten Sie diese Position mindestens fünf Sekunden, dann lassen Sie los. Wie lange dauert es, bis die Haut wieder glatt ist?

Eine Sekunde	bis 30 Jahre
Zwei Sekunden	31 bis 40 Jahre
Drei bis vier Sekunden	41 bis 50 Jahre
Fünf Sekunden	51 bis 60 Jahre
Mehr als zehn Sekunden	älter als 60 Jahre

24. Testen Sie Ihre Kondition. Steigen Sie zwei Treppenstufen mit gestreckten Beinen auf und ab, fünf Minuten lang und so schnell Sie können. Wie hoch ist unmittelbar danach Ihr Puls? (Rechten Zeige- und Mittelfinger auf die Innenseite des linken Handgelenks unterhalb des Handballens drücken und fünfzehn Sekunden lang die Pulsschläge zählen. Das Ergebnis mit vier multiplizieren.)

120 Schläge pro Minute oder weniger	unter 30 Jahre
120 bis 130 Schläge pro Minute	31 bis 40 Jahre
140 Schläge pro Minute	41 bis 50 Jahre
Mehr als 140 Schläge pro Minute	über 50 Jahre

Auswertung des Tests

Nun zählen Sie Ihre Punkte zusammen. Liegt Ihr Wert im Plusbereich, leben Sie mit weniger Risikofaktoren als der Durchschnitt der Bevölkerung. Liegt Ihr Wert im Minusbereich, sollten Sie nachdenken, wie Sie den einen oder anderen Risikofaktor ausschalten. Wenn Sie sich anschauen, für welche Verhaltensweisen es bei den einzelnen Fragen hohe Punktzahlen gab, erkennen Sie leicht, wie Sie in Zukunft Ihr Punktekonto verändern können. Je jünger Sie sind, desto höher sollte Ihre Punktzahl sein.

Für Sie als Raucher bedeuten:

- Mehr als +40 Punkte: Sie sind in hervorragender körperlicher und seelischer Verfassung. Ihre gesunde Lebensweise garantiert, dass das auch so bleibt. Ihr mäßiges Rauchen fällt kaum ins Gewicht. Eine Reihe der Empfehlungen dieses Buches befolgen Sie bereits. Nutzen Sie die übrigen Hinweise der folgenden Kapitel, damit Ihre Punktebilanz in den kommenden Jahren so gut bleibt.

- +21 bis +40 Punkte: Falls Sie jünger als 40 sind – Ihr Gesundheitszustand ist gut, und die Folgen des Rauchens haben sich noch nicht bemerkbar gemacht. Wenn Sie die Hinweise der folgenden Kapitel befolgen, kann das so bleiben, vorausgesetzt, Sie rauchen nicht mehr als eine Schachtel pro Tag. Mehr als +20 Punkte mit über 40 beweisen, dass Sie trotz des Rauchens gesund leben. Dennoch sind Spätfolgen des Tabakkonsums nicht auszuschließen. Vielleicht sind in der Ernährung, der Fitness oder im Alltag weitere Verbesserungen möglich.

- 0 bis +20 Punkte: Wenn Sie jung sind, ist dies ein mäßiges Ergebnis. Nur mit einer gesunden Lebensweise werden Sie in den folgenden Jahren diese Punktzahl halten können. Sind Sie über 40, ist die positive Punktebilanz Ihr Verdienst. Behalten Sie die gesunden Elemente Ihres Alltags bei und überlegen Sie, wo noch Verbesserungen möglich sind.

- –1 bis –20 Punkte: ein Warnzeichen, das sie unbedingt beachten sollten, denn noch ist die Situation nicht dramatisch. Noch ist es möglich, ernsthaften chronischen Erkrankungen vorzubeugen. Ihr Krebs- und Infarktrisiko liegt allerdings über dem Durchschnitt der Bevölkerung. Ändern Sie Ihre Ernährung und Ihren Alltag so, dass Sie bei einer Wiederholung dieses Tests in einem halben Jahr klar in den Plusbereich kommen.

- –21 bis –40 Punkte: Ihre Lebensweise ist nicht gesund. Falls Sie älter sind, haben Sie vielleicht schon die ersten Folgen des Rauchens zu spüren bekommen. Unter 40 ist eine solche Punktzahl ein ernstes Gesundheitsrisiko. Denken Sie daran, dass es nicht nur um Ihre Lebenserwartung geht, sondern auch darum, wie munter beziehungsweise wie elend Sie die zweite Hälfte Ihres Daseins erleben werden.

● Weniger als –40 Punkte: Wer Ihnen dieses Buch in die Hand gedrückt hat, meint es gut mit Ihnen und hat mit Recht Angst um Sie. Fühlen Sie sich wohl, so wie Sie leben? Ich wünsche Ihnen, dass Sie die Kraft finden, Ihren Lebensstil grundlegend zu ändern. Schränken Sie Ihren Zigarettenkonsum ein, essen Sie Obst und Gemüse, fangen Sie an, Sport zu treiben. Beraten Sie sich mit einem Arzt. Auch mit Ihrem seelischen Wohlbefinden steht es nicht zum Besten. Was werden Sie ändern? Schreiben Sie eine Liste notwendiger Maßnahmen auf und fangen Sie mit der leichtesten an. Sie gibt Ihnen die Kraft für später, für die größeren Hürden.

Übrigens: Sie können diese Übung auch nutzen, um Ihre Lebenserwartung zu errechnen. Legen Sie in diesem Fall als Mann 74 Jahre und als Frau 80 Jahre als Ausgangswert zugrunde. Teilen Sie nun Ihre Punktzahl aus den 24 Fragen durch 4 und zählen Sie das Ergebnis zu den 74 beziehungsweise 80 Jahren dazu (oder ziehen Sie es ab, wenn Sie für sich eine Punktzahl im Minusbereich errechnet haben). Das Ergebnis ist Ihre (statistische) Lebenserwartung.

Allerdings ist die Rechnung nur bei unter 50 Punkten (plus oder minus) einigermaßen zuverlässig. Sollten Sie extrem gesund oder extrem ungesund leben und deshalb eine maximale Punktzahl in der einen oder anderen Richtung erzielt haben, sind Sie an die Grenze der Beeinflussbarkeit Ihrer Gesundheit durch die Lebensweise gestoßen. Selbst mit äußerster Anstrengung werden Sie es kaum schaffen, 150 zu werden oder im Gegenteil schon vor Ihrem 40. Geburtstag durch eine erworbene Zivilisationskrankheit von uns zu gehen.

Vergleichen Sie Ihr Risiko als Raucher mit den übrigen Risikofaktoren. Nehmen wir an, Sie rauchen knapp eine Schachtel pro Tag und haben mit 15 Jahren damit angefangen. Das bringt (Fragen 4 und 5) –18 Punkte. Liegt jedoch Ihr Körpergewicht im Idealbereich (BMI zwischen 20 und 25) und essen Sie täglich mehr als fünf Portionen Obst und Gemüse (Fragen 15 und 21), haben Sie das Risiko mehr als ausgeglichen, denn dafür gibt es zusammen +20 Punkte. Umgekehrt erhält ein Nichtraucher mit einem starken Übergewicht und einer früchtearmen Ernährung –18 Punkte.

Hohe Minuswerte und damit ein hohes Gesundheitsrisiko ergeben sich, weil viele Faktoren häufig gekoppelt auftreten. Wer zum Beispiel ein hohes Übergewicht hat, wird – von wenigen Kampfsportlern abgesehen – in der Frage nach der sportlichen Betätigung „So gut wie nie" und außerdem höchstwahrscheinlich eine früchtearme Ernährung ankreuzen müssen. Das sind schon 26 Minuspunkte, die auch durch günstige Erbfaktoren und Nichtrauchen nicht mehr auszugleichen sind.

Bei einem großen Teil der Raucher trifft leider mehreres zusammen: viele Zigaretten, Übergewicht, schlechte Ernährung, harter Alkohol, Bewegungsarmut und anderes. Da kommen schnell 40 und mehr Minuspunkte zusammen. Dass der Körper das nur eine begrenzte Zeit mitmacht, sollte niemanden überraschen. Bleibt Rauchen die einzige Schwäche, werden Sie dagegen leicht einen Wert um die Null oder im Plusbereich erreichen – beste Voraussetzungen, um auch in Zukunft gesund zu bleiben.

Ernährung

Vor allem junge Frauen nutzen die Zigarette als „natürliches" Schlankheitsmittel. In der Tat bremst Rauchen die Gewichtszunahme, denn:

- Nikotin wirkt als Appetitzügler.
- Raucher haben einen höheren Energieumsatz als Nichtraucher, das heißt, je höher der Tabakkonsum, desto mehr Kalorien benötigt der Körper, um seine Lebensfunktionen aufrechtzuerhalten.
- Die Zigarette wird von vielen als Nahrungsersatz gebraucht. In den kleinen Pausen zwischendurch holen sich Nichtraucher einen Snack und tanken Kalorien, während die Tabakfreaks sich in der Raucherecke treffen.

Danach wäre zu erwarten, dass es mehr übergewichtige Nichtraucher als Raucher gibt. Doch genau das Gegenteil trifft zu. Unter den Schwergewichten ist der Anteil der Raucher höher als unter Leuten mit Normalgewicht.

Überzählige Pfunde und Tabakrauch sind bereits für sich ein Risiko, ihre Kombination wirkt wie eine tickende Zeitbombe. Übergewicht bedeutet Fett und einen hohen Cholesterinspiegel. Das ist so lange nicht gefährlich, wie das Cholesterin frei in den Blutgefäßen zirkuliert. Rauchen liefert jedoch freie Radikale, die das Cholesterin angreifen. Es kommt zu einer Sauerstoffreaktion, einer Oxidation. Die Produkte dieser chemischen Reaktion setzen sich in den Arterien fest, verengen und verhärten sie mit der Zeit.

Zunächst merkt man davon nichts. Übergewichtige können etliche Jahre beschwerdefrei rauchen. Erst wenn die Blutgefäße bereits zu 70 Prozent verschlossen sind, melden sich die ersten Krankheitssymptome wie Durchblutungsstörungen in den Gliedmaßen. Es treten dann Schmerzen bei körperlichen Belastungen auf, bei älteren Rauchern besonders in den Beinen.

Auch Schlanke ernähren sich oft mangelhaft

Übergewicht ist eine Folge falscher Ernährung, das weiß heute jeder. Der Umkehrschluss, Normalgewicht sei ein Beweis für richtige Ernährung, stimmt leider nicht. Die größte Gruppe, bei der Normalgewicht mit einer Mangelernährung einhergeht, bilden die Raucherinnen und Raucher. Besonders risikoreich lebt die kleine Gruppe überschlanker Raucher. Dazu gehören viele junge Mädchen und Frauen, die sich Models zum Vorbild nehmen oder selbst in diesem Beruf arbeiten. Sie leben in starkem Maße von Zigaretten und Kaffee. Nikotin als Appetitzügler verdeckt das Hungergefühl und sorgt dafür, dass der Kopf den Alarmschrei des Körpers nach Nahrung nicht wahrnimmt. In ihrer Kombination entziehen Koffein und Nikotin dem Körper ziemlich viel Wasser. Auch wer einen halben Liter Cola trinkt und dazu zwei bis drei Zigaretten raucht, führt seinem Körper nicht Flüssigkeit zu, sondern nimmt sie ihm weg.

Diese „Entwässerung" hat für das Model zunächst den angenehmen Effekt, dass es weitere Pfunde verliert. Aber sehr bald trocknet die Haut aus, was sich durch teure Cremes nur eine kurze Zeit lang kaschieren lässt. Außerdem zieht der Flüssigkeitsentzug einen Vitalitätsverlust nach sich. Man fühlt sich schlapp. Da das Blut bei Wassermangel dickflüssiger wird, werden die Organe und Muskeln noch schlechter versorgt, als es durch den Schadstoffbeschuss ohnehin der Fall ist, was der Körper dadurch auszugleichen versucht, dass er seine Aktivität auf Sparflamme setzt, sprich: auf Müdigkeit umschaltet. Im Gegenzug putschen Nikotin und Koffein den Körper auf, überdecken den Erholungsbedarf und setzen alle Organe unter Stress.

Kein Wunder, dass Angehörige der Szene ständig starken Stimmungsschwankungen unterliegen und sich oft in einem Zustand nervöser Euphorie befinden. Es zeigen sich alle Symptome des Stressrauchers mit den bekannten Folgeschäden. Auch schlanke Raucher erkranken an Arteriosklerose, Krebs, Arthritis und vielen kleineren Dauerwehwehchen, die auf ein geschwächtes Immunsystem hinweisen. Das zeigt, dass die Nahrung zu wenig Stoffe enthält, die den Körper in der Abwehr unterstützen.

Die Grundübel falscher Ernährung sind zu viel Fett und Süßes und zu wenig Obst und Gemüse. Raucher brauchen von den gesunden Nahrungsbestandteilen noch mehr als der Durchschnitt, weil ihr Körper wegen des höheren Energieumsatzes mehr davon verbraucht. Eine früchtereiche Ernährung ist für sie also besonders wichtig.

Als Tabakkonsument(in) sollten Sie vor allem auf zwei Dinge Ihr besonderes Augenmerk richten:

- Einige lebenswichtige Inhaltsstoffe unserer Nahrung benötigen Sie als Raucher in weitaus höherer Dosis als normal – entweder weil sie durch inhalierte Substanzen vernichtet werden oder weil Ihr Körper sie beim „Verdauen" der inhalierten Substanzen verbraucht. Dazu gehören die Vitamine C und E (siehe Seite 57 und 58).
- Klug ausgewählte Nahrung versorgt Sie mit Substanzen, die Raucherschäden vorbeugen. Eine wichtige Rolle spielen dabei krebshemmende und immunstärkende Verbindungen, die sich besonders in der Gruppe der so genannten sekundären Pflanzenstoffe (Seite 60) finden wie die schon im vorigen Kapitel erwähnten Polyphenole.

Für und wider Raucher-Kapseln

Die pharmazeutische Industrie kam schon vor längerer Zeit auf die Idee, lebenswichtige Stoffe in Tablettenform anzubieten, so genannte Raucher-Vitamine. Als gelegentliche Nahrungsergänzung können sie sicher sinnvoll sein, nämlich dann, wenn Sie zur gleichen Zeit etwas essen, wo diese Vitamine auch in natürlicher Form vorkommen. Aber sich allein darauf zu verlassen – davon kann ich nur abraten. Die Forschung hat zwar in den letzten Jahren rasante Fortschritte gemacht, dennoch weiß man noch nicht genug über die Wirkungsmechanismen. Eine Reihe von Stoffen, darunter auch einige Vitamine, bringen bei starker Überdosierung – die bei Tabletten leicht eintritt, jedoch bei Obst und Gemüse ausgeschlossen ist – mehr Schaden als Nutzen.

Es kommt immer wieder vor, dass Mediziner melden, sie hätten aus Gemüse oder Obst eine bestimmte Substanz mit nahezu erstaunlichen Wirkungen isoliert. Sobald sie jedoch diese Substanz in chemisch reiner Form verabreichen – also als Medikament und nicht als natürlich gewachsenes Gemüse –, bleibt von der Wirkung enttäuschend wenig übrig. In manchen Fällen kehrt sich ihr Segen sogar in sein Gegenteil um. Dies geschah vor einigen Jahren mit dem Beta-Carotin – mit tödlichen Folgen.

Beta-Carotin ist das wichtigste von etwa 60 Provitaminen A, einer Vorstufe des Vitamin A (Retinol). Vitamin A ist wichtig für eine gesunde Haut, Haare, Finger- und Fußnägel, für unser Sehvermögen, unser Immunsystem und die Abwehr von Schadstoffen. Fertiges Vitamin A können wir nur über tierische Nahrung aufnehmen. Wenn wir uns vegetarisch ernähren, müssen wir dennoch keinen Vitamin A-Mangel erleiden, denn unser Körper ist in der Lage, aus Beta-Carotin, das in verschiedenen Gemüsen in größeren Mengen vorkommt, Vitamin A selbst zu bilden. Bekannt wurde Beta-Carotin vor allem als natürlicher Farbstoff unserer Haut, der beim Sonnenschutz eine wichtige Funktion hat.

Vor einigen Jahren stellten Mediziner fest, dass Beta-Carotin die Entstehung von Krebszellen hemmt. Attackiert man zum Beispiel zwei Zellkulturen mit einer hohen Dosis von Schadstoffen aus Zigarettenrauch, von denen die eine mit Beta-Carotin durchtränkt ist, die andere aber nicht, so bilden sich in der Zellkultur mit Beta-Carotin weitaus weniger Krebszellen als in der unbehandelten. Dieses Ergebnis stimmt mit der Beobachtung überein, dass in Mittelmeerländern, wo viel natürliches Beta-Carotin mit Gemüsenahrung aufgenommen wird, die Krebsrate deutlich geringer ist als im Norden Europas, obwohl überall etwa gleich viel geraucht wird. Weitere Untersuchungen ergaben, dass sich dieser Krebsschutz vor allem bei dem schwer heilbaren Lungenkrebs bewährt.

Daraufhin entschlossen sich finnische Mediziner zu einem groß angelegten Menschenversuch. 30 000 Raucher erhielten fünf Jahre lang täglich 20 Milligramm reines Beta-Carotin. Ausgewählt wurden nur Personen, die seit 20 Jahren mindestens eine Schachtel am Tag rauchten. Die Forscher hofften, auf diese Weise eine deutliche Senkung der Krebsrate zu erzielen. Dazu muss man wissen, dass Finnland das Gegenstück zu den Mittelmeerländern darstellt. Die Sterblichkeit am Herzinfarkt ist vierfach höher als im Süden, außerdem ist Finnland in den Achtzigerjahren weltweit zum Spitzenreiter in Sachen Krebs aufgestiegen.

Als 1994 die ersten Ergebnisse ausgewertet werden konnten, erwartete die Ärzte eine böse Überraschung. Die Lungenkrebsrate war um 18 Prozent gestiegen! Auch die Sterblichkeit lag um 8 Prozent höher als in einer Vergleichsgruppe, die wirkstofffreie Placebopräparate erhalten hatte. Der Versuch musste abgebrochen werden. Zwei Jahre später wurde dieses katastrophale Ergebnis in einer anderen Studie, in der außer Beta-Carotin noch reines Vitamin A verabreicht wurde, bestätigt.

Natürlich spekulierten die Forscher über die Gründe. Die einen vermuteten, dass Beta-Carotin nur dann gegen Krebs nützt, wenn es von Jugend auf eingenommen wird und nicht erst nach zwanzigjähriger Raucherlaufbahn. Andere meinten, dass es allein zu schwach sei, um die Folgen des Rauchens auszugleichen. Doch das alles erklärt nicht, warum das Präparat nicht nur wirkungslos blieb, sondern die ohnehin hohe Krebsrate sogar noch steigerte.

Dafür gibt es nur eine Erklärung: In der Nahrung wirkt Beta-Carotin nicht allein, sondern im Verbund mit allen anderen Substanzen, die eine natürlich gewachsene Pflanze enthält. Die meisten davon sind in ihrer Wirkung noch gar nicht ausreichend erforscht. Reines Beta-Carotin in pharmakologischer Form hat dagegen Nebenwirkungen wie andere Arzneien auch, mit denen der angegriffene Organismus starker Raucher nicht fertig wird.

Tatsache bleibt, dass der reichliche Verzehr von betacarotinhaltigem Gemüse die Lungenkrebsrate deutlich senkt. Um einen Nutzen daraus zu ziehen, brauchen Sie diese und andere Substanzen also nur in der Form zu sich zu nehmen, in der die Natur sie frei Haus liefert.

Vitamine

Vitamin C (Ascorbinsäure) ist seit langem als Antigrippesubstanz bekannt. Der Physiker und zweifache Nobelpreisträger Linus Pauling äußerte die Überzeugung, dass eine hohe Dosis Vitamin C ein langes Leben sichert. Er nahm täglich so viel davon ein, wie in 360 Orangen enthalten ist, und wurde 93. Ein Beweis, dass er sein hohes Alter allein dem Vitamin verdankt, ist damit allerdings nicht erbracht. Außerdem begünstigt eine starke Überdosierung von Vitamin C die Bildung von

Nierensteinen und kann zu Durchfall führen. Immerhin hat die Wissenschaft inzwischen bestätigt, dass es ein hervorragendes Antioxidans ist. Antioxidanzien sind Substanzen, die die Bildung und Ausbreitung freier Radikale verhindern. Man nennt sie deshalb auch „Radikalefänger". Durch das Rauchen, das mit jedem Zug dem Organismus Billionen von freien Radikalen zuführt, wird folglich dauernd Vitamin C im Körper vernichtet. Eine Zigarette kann bis zu 25 Milligramm Vitamin C verbrauchen. Daher sind die meisten Raucher mit Vitamin C unterversorgt. Bei jedem vierten lässt sich ein Mangel an diesem Vitamin feststellen.

Amerikanische Wissenschaftler fanden heraus, dass Raucher ungefähr dreimal so viel Vitamin C benötigen wie Nichtraucher: um die freien Radikale des Rauchs auszuschalten, um ihr Immunsystem zu stärken und um Vitamin E im vollen Umfang nutzen zu können (davon wird gleich die Rede sein). Die Deutsche Gesellschaft für Ernährung empfiehlt Rauchern mindestens 115 Milligramm täglich. Das Wörtchen „täglich" ist wichtig. Vitamin C kann im Körper nicht gespeichert werden. Es geht in die Blutbahn, wirkt und wird damit verbraucht.

Am einfachsten erhalten Sie die nötige Menge mit zwei bis drei Kiwis (für Nichtraucher genügt eine Kiwi) oder drei bis vier Orangen am Tag. Bei diesen Früchten geht auch durch Lagerung nur wenig von dem hitze- und lichtempfindlichen Vitamin verloren. Auch eine vergleichbare Menge Grapefruit und etwa 80 Gramm schwarze Johannisbeeren liefern genug von dem wertvollen Stoff. In der Praxis werden Sie mit einer etwas geringeren Tagesration auskommen, da viele andere Lebensmittel auch kleinere Mengen Vitamin C beisteuern. Zum Beispiel roter Paprika, Kartoffeln, Tomaten und Petersilie. Allerdings müssen Sie hier mit Vitaminverlust durch Licht wegen der fehlenden Schale oder der Hitze bei der Zubereitung rechnen.

Vitamin E (Tocopherol) wirkt wie eine Luftabwehr. Es neutralisiert Schadstoffe, die mit der Atemluft in den Körper gelangen. Raucher benötigen 20 bis 25 Milligramm am Tag. Aber Achtung! Vitamin E wirkt nur, wenn ausreichend Vitamin C vorhanden ist. Das haben mehrere Untersuchungen bewiesen. In einer Studie wurde die Schadstoffbelastung bei Fahrradkurieren gemessen. Diese Leute atmen von Berufs wegen den ganzen Tag Ozon und andere schädliche Absonderungen der Großstadtluft ein. Ozon attackiert ebenso wie Zigarettenrauch die Atemwege mit freien Radikalen. Es zeigte sich, dass bereits eine geringe Ozonbelastung die Lungenfunktion messbar beeinträchtigt, wenn die beiden Vitamine fehlen. Diejenigen Kuriere, die ausreichend mit beiden Vitaminen versorgt wurden, wiesen bessere Lungenfunktionswerte auf.

Es ist nicht ganz einfach, mit der täglichen Nahrung genügend Vitamin E zu sich zu nehmen. Es findet sich hauptsächlich in Pflanzenöl, Mandeln und Haselnüssen. Auch Eigelb, Paprika, Soja, die meisten Grünpflanzen, Avocados und Vollkornprodukte liefern kleinere Mengen. Bei der viel gelobten Kretadiät steht Olivenöl im Mittelpunkt und ist offenbar hauptverantwortlich für die hervorragenden Gesundheitswerte der Inselbewohner. Weizenkeimöl enthält ebenfalls sehr viel Vitamin E.

Raucher sind fast immer unterversorgt mit Vitamin E. Für starke Raucher kann es sich als sinnvoll erweisen, zumindest zeitweise ein Vitaminpräparat zur Ergänzung einzunehmen. Ob das für Sie zutrifft, sollten Sie zusammen mit Ihrem Arzt entscheiden.

Beta-Carotin habe ich schon genannt. Es ist das bekannteste aus der großen Gruppe der Carotinoide – Pflanzenstoffe, von denen viele für die intensive rote und gelbe Farbe von Früchten verantwortlich sind. Es wirkt antioxidativ, außerdem beugt es Hautschäden vor, unter denen besonders Raucher leiden. Über eine längere Wirkungskette senkt es das Infarkt- und Krebsrisiko – vorausgesetzt, es wird eingebunden in andere Pflanzenstoffe aufgenommen. Beta-Carotin ist fettlöslich und verträgt Hitze. Es kann besser verwertet werden, wenn das Gemüse nicht roh, sondern zumindest angedünstet ist. Außerdem wird eine geringe Menge Fett benötigt, um es aus den Pflanzenzellen zu lösen. In der Mittelmeerküche werden Salate und gedünstete Gemüse traditionell mit wertvollen Pflanzenölen zubereitet – eine Form, der auch modernste Ernährungsforschung nichts Besseres entgegensetzen kann.

Beta-Carotin findet sich vor allem in Möhren, Petersilie, Grünkohl, Kresse und Spinat.

Einige andere Carotinoide scheinen dem Beta-Carotin in seiner krebsvorbeugenden Wirkung sogar noch überlegen zu sein. Dazu gehören das Lutein, das in dunkelgrünem Gemüse wie Spinat vorkommt, und das Lycopin der Tomaten, roten Grapefruit, Blutorangen und Wassermelonen. Lycopin ist (im Gegensatz zu Lutein) hitzebeständig, wirkt also auch in gekochten Tomaten, Tomatensaft und -mark.

An einigen weiteren Vitaminen herrscht bei Rauchern ebenfalls häufig Mangel. Da sie jedoch Faktoren des Allgemeinbefindens begünstigen und nicht die Abwehr spezieller Raucherschäden, seien sie hier nur kurz genannt:

Vitamin B$_1$ (Thiamin) ist wichtig für das Nervensystem. Geringe Mengen genügen, um den Tagesbedarf zu decken. Es findet sich in Huhn, Sonnenblumenkernen, Haferflocken und Schweinekotelett.

Vitamin B$_2$ (Riboflavin) unterstützt die Vitamine C und E beim Schutz der Haut vor freien Radikalen. Ob deswegen bei Rauchern ein erhöhter Bedarf vorliegt, ist bisher nicht erwiesen. Vitamin B$_2$ findet sich vor allem in Huhn, Leber, Brokkoli, Butterpilzen, Milch, Joghurt und Schweinefilet.

Vitamin B$_{12}$ (Cobalamin) schützt vor Blutarmut und Gefäßschäden. Es kommt in Huhn, Leber, Austern, Hering, Rotbarsch, Seelachs, Krabben, Käse, Magerquark, Eiern und Rindfleisch vor. Für seine Wirkung benötigt es die Anwesenheit von Folsäure. Sie ist am Aufbau von Eiweißen beteiligt. Folsäuremangel ist – soweit bekannt – der häufigste Ernährungsmangel überhaupt. Gute Folsäurelieferanten sind Spinat, Leber, Brokkoli, Tomaten, Orangen und Portulak (ein grünes Blattgemüse).

Sekundäre Pflanzenstoffe

Diese vitaminähnlichen Substanzen sind in den letzten Jahren in den Mittelpunkt des Interesses der Ernährungswissenschaftler gerückt. Mit dem Beiwort „sekundär" unterscheidet man sie von Primärstoffen wie Kohlenhydraten, Fetten und Eiweißen.

Sulfide: Das sind Schwefelverbindungen, die in reiner Form einen eher unangenehmen Eindruck hinterlassen, weil sie stinken. Die Stoffe, um die es hier geht, sind allerdings komplizierter gebaut als etwa der Schwefelwasserstoff, der den Geruch fauler Eier verursacht. Vor allem sind sie sehr gesund. Sie verleihen den Gemüsen, in denen sie vorkommen, ihren typischen Geruch. Die Rede ist von Zwiebel, Schnittlauch und Knoblauch. Sie gehören zum Besten und Wirksamsten, was die Natur zum Ausgleich von Raucherschäden zu bieten hat. Leider sind viele Sulfide äußerst hitzeempfindlich.

Sulfide verhindern die Bildung von Krebszellen, indem sie die zuständige Körperabwehr ankurbeln. Einige Sulfide, wie das Ajoen, greifen Krebszellen direkt an, indem sie sie vergiften. Das Ajoen (spanische Aussprache: das „j" wird wie „ch" in „ach" gesprochen) wirkt außerdem blutverdünnend, indem es die Zusammenballung der festen Teile des Blutes verhindert. Sulfide helfen indirekt bei der Bekämpfung freier Radikale, indem sie die Produktion körpereigener antioxidativer Enzyme verstärken. Außerdem senken sie den Cholesterinspiegel. In klinischen Langzeitstudien konnte inzwischen bewiesen werden, dass Knoblauch das Risiko von Herz-Kreislauf-Erkrankungen drastisch reduziert.

Geruchsfreien Knoblauchpräparaten fehlen die meisten Sulfide. Das erkennen Sie daran, dass Sie nach ihrem Genuss nicht riechen. Das wichtige Ajoen, ein Kondensationsprodukt aus einer geruchsfreien Vorstufe, kann nur in lebenden Zellen entstehen. Die niedrige Magenkrebsrate, die wir aus den Mittelmeerländern und bestimmten Gebieten Chinas kennen, hängt unmittelbar mit dem Knoblauch- und Zwiebelkonsum zusammen. Auf Krebszellen der Atemwege haben Sulfide leider nur eine geringe Wirkung.

Glucosinolate: Chemisch handelt es sich um eine Kopplung von Schwefelverbindungen und einem Molekül Zucker. Sie beugen Krebs vor, bekämpfen krankheitserregende Bakterien und kommen in allen Kohlsorten vor. Was die Entstehung von Krebszellen in Magen, Brust, Leber und Lunge hemmt, sind nicht die Glucosinolate selbst, sondern ihre Verdauungsprodukte. Beim Erhitzen gehen diese Stoffe etwa zur Hälfte ins Kochwasser über. Deswegen das Gemüse lieber in Dampf dünsten, roh verzehren oder das Kochwasser weiter verwenden. In reiner Form riechen Glucosinolate scharf und stechend. Besonders viel davon finden Sie daher in Meerrettich, Radieschen, Rettich, Senf, aber auch Kresse, Wirsing, Brokkoli, Weiß-, Rot-, Grün-, Blumen-, Rosen- und Chinakohl.

Polyphenole: Das ist die Sammelbezeichnung für eine umfangreiche Gruppe von Stoffen (Phenolsäuren und Flavonoide), die schon im Kapitel über die Risikofaktoren als wichtiger Bestandteil von Wein erwähnt wurden. Viele von ihnen sind als Farbstoffe der Pflanzen aktiv. Daher gilt eine sehr einfache Regel: Je intensiver eine Frucht gefärbt ist, desto mehr Polyphenole (und Carotinoide, siehe Seite 59) enthält sie. Und: Die meisten davon sitzen in der bunten Schale. Wer zu einem Essen, das hauptsächlich aus Gemüse besteht, ein Glas Wein trinkt, versorgt sich nicht nur mit diesen hochwirksamen Radikalefängern, sondern unterstützt ihre Ausnutzung. Der Alkohol verringert ihre Zerstörung bei der Verdauung und hilft, dass sie leichter ins Blut übergehen.

Worauf beruht die Wirkung der Polyphenole? Sie verhindern, dass die aufgenommenen freien Radikale das „böse" LDL-Cholesterin im Blut oxidieren. Die Bildung von Blutklümpchen ist erschwert. Nach einer Studie von 1995 schützen die Polyphenole des Rotweins noch wirksamer vor Arterienverkalkung als Vitamin E. Ähnliches wird von dem Katechin berichtet, einer Phenolverbindung, die in schwarzem und grünem Tee vorkommt und an der Gesundheit langlebiger Japaner ihren Anteil haben soll.

Eine Besonderheit der Polyphenole: Einige von ihnen können offenbar auch bereits entstandenen Krebs bekämpfen – allerdings nur in einem relativ frühen Stadium.

Sich ausreichend mit Polyphenolen zu versorgen, fällt nicht schwer, wenn man genügend Obst und Gemüse isst. Sie kommen praktisch in allen Früchten vor, auch in Kartoffeln. Je frischer die Früchte, desto höher der Gehalt. (Wein bildet eine Ausnahme: Dank dem Alkohol bleiben die Polyphenole auch in alten Jahrgängen erhalten.)

Anorganische Stoffe

Zink ist ein Spurenelement – eine von mehr als einem Dutzend einfacher Substanzen, die der Körper in geringer Menge zum Aufbau körpereigener komplizierter Stoffe benötigt. Viele von ihnen sind lebensnotwendig. Zu den für Raucher wichtigen Elementen gehört Zink. Es wird zum Beispiel für den Aufbau des Bindegewebes der Haut benötigt. Da die Haut von Rauchern schlechter mit Nahrung versorgt wird, leiden viele unter einem (unerkannten) Zinkmangel. Der schlechte Zustand von Raucherhaut und ihre frühe Alterung ist zum Teil auf diesen Mangel zurückzuführen. Zink erfüllt außerdem wichtige Aufgaben bei der Immunabwehr und kann die nachlassende Sensibilität des Geruchs- und Geschmackssinns des Rauchers teilweise ausgleichen.

Zink findet sich vor allem in Käse, Linsen, Weizen, Hafer, Kürbiskernen, Garnelen, Ente, Fisch, Lamm- und Rinderfilet.

Selen ist ein seltenes Spurenelement, das in seinen chemischen Eigenschaften dem Schwefel ähnelt. Eine ausreichende Versorgung mit Selen kann das Risiko, an Krebs zu erkranken, um bis zu 35 Prozent senken. Das ist das Ergebnis einer amerikanischen Langzeitstudie. Selen wird als Baustein eines Enzyms benötigt, mit dem unser Körper sich gegen Krebs erzeugende Schadstoffe, wie sie im Zigarettenrauch enthalten sind, wehrt.

Selenreiche Lebensmittel sind Fisch und Vollkornprodukte, außerdem Paranüsse.

Wasser: Immer noch wird unterschätzt, wie wichtig eine ausreichende Versorgung mit Flüssigkeit ist. Unser Körper besteht zu über 60 Prozent aus Wasser. Davon verlieren wir täglich auch ohne zusätzliche körperliche Anstrengung rund 2,5 Liter über die Haut, den Urin und die Atmung. Ohne Nahrung kann man rund 20 Tage auskommen, ohne Flüssigkeit kaum drei Tage. Rauchen bewirkt eine zusätzliche Austrocknung, zieht folglich einen zusätzlichen Wasserbedarf nach sich. Mit dem Essen nehmen wir knapp einen Liter auf, das Übrige muss über Getränke zugeführt werden. Erwachsene Nichtraucher sollten pro Tag 1,5 bis 2 Liter trinken. Raucher benötigen mindestens einen halben Liter mehr, also 2,5 Liter für Jüngere, 2 Liter für Ältere. Hat der Körper zu wenig Wasser, beginnt er dort zu „sparen", wo er es zuerst entbehren kann: im Blut und in der Haut. Das Blut wird dickflüssiger, was die ohnehin schon schlechtere Nährstoffversorgung der Raucher zusätzlich beeinträchtigt. Außerdem steigt die Thrombosegefahr, es können sich leichter aderverstopfende Blutklümpchen bilden. Wird der Haut Wasser entzogen, wird sie trocken. Sie sieht älter aus und neigt zur Faltenbildung. Eine gewisse

Abhilfe schaffen fettfreie Feuchtigkeitscremes, aber sie werden das Problem nur vorübergehend oberflächlich kaschieren können, wenn die „Kosmetik von innen" nicht stimmt.

Gesunde Ernährung in der Praxis

Unser Fazit: Zigarettenrauch führt dem Körper Giftstoffe zu, Gegengifte in der Nahrung gleichen die Schäden wieder aus. Die meisten dieser Gegengifte sind im Obst und Gemüse enthalten. Im Großen und Ganzen unterscheiden sich die Tipps für eine gesunde Ernährung nicht von denen für Nichtraucher – nur dass Raucher von einigem ein bisschen mehr benötigen.

Wer wüsste nicht, dass eine vitaminreichere Ernährung ihm gut täte! Mehr Gemüse – warum nicht, wenn es lecker zubereitet ist? Rezepte gibt es genug, sei es in Illustrierten, in vegetarischen Kochbüchern oder Rezeptsammlungen zur Kretadiät. Sieht man sich die Fotos an, lässt selbst ein Linsengemüse mit Tomaten einem das Wasser im Mund zusammenlaufen. Mit Lamm gefüllte Weißkrautblätter als Sonntagsgericht statt Schweineschnitzel – das wäre doch was. Ja, wenn das Gesunde so appetitlich und mundgerecht serviert wird und nicht lasch schmeckt ...

Dann aber fällt der Blick auf die nebenstehenden Rezepte und die erste Euphorie verfliegt. Erst einmal heißt es einkaufen. Für das kretische Lammgericht benötigt man 35 verschiedene Zutaten! Ob wir da in unserem Supermarkt fündig werden? Zwei Schalotten – ist das nicht irgendeine Art Zwiebeln? Führen die überhaupt mehr als die eine Sorte Zwiebeln, die es im Netz gibt? Und dann Stangensellerie – gibt es den um diese Jahreszeit? Zwei Thymianzweige – in welchem Regal müssen wir da suchen? Eine Verkäuferin fragen? Wo sich nie jemand vom Personal blicken lässt – von den beiden gestressten Kassiererinnen einmal abgesehen?

Wenn die Küche Ihr Hobby ist, werden Sie keine Schwierigkeiten damit haben. Was ist aber mit der großen Mehrheit, die gar nicht die Zeit hat, täglich zwei Stunden dem Kochen und Einkaufen zu widmen? Wenn Sie zu denen gehören, die an fünf Tagen in der Woche auf ihre Kantine oder Schnellimbissstände angewiesen sind?

Glaubt man den repräsentativen Umfragen, essen die meisten schnell und nebenbei, weil der Tagesablauf ihnen keine Spielräume für aufwendiges Kochen lässt. Doch auch wenn Sie zu dieser bedauernswerten Mehrheit gehören, eröffnen sich eine Reihe von Möglichkeiten, sich gesund zu verpflegen. Die wichtigsten Regeln habe ich für Sie zusammengestellt.

Gestalten Sie Ihren Speiseplan abwechslungsreicher. Die meisten von uns haben ihre Lieblingsgerichte, die sie auch in der Kantine oder am Imbissstand immer wieder wählen. Gehen Sie mal ein kleines Risiko ein, und nehmen Sie etwas Unbekanntes, das viel Gemüse enthält. Weniger Pizza und Hamburger, mehr Asiatisches oder Vegetarisches. Ein optimaler Wochenplan für das Mittagessen an Werktagen sieht so aus: zweimal Fisch, zweimal Fleisch (davon einmal Geflügel) und einmal ein reines Gemüsegericht. Die meisten Kantinen bieten täglich ein vegetarisches Essen an. Noch besser: Essen Sie einmal in der Woche einen großen Rohkostsalat.

Je abwechslungsreicher Sie essen, desto weniger Gedanken müssen Sie sich machen, ob Sie sich ausreichend mit den notwendigen Raucher-Gegengiften versorgen. Wer weiß, vielleicht entdecken die Ernährungsexperten in den kommenden Jahren wieder eine neue Substanz mit erstaunlichen Wirkungen, auf die sich die Medien und Pharmaproduzenten stürzen werden wie jüngst auf die sekundären Pflanzenstoffe. Wer sich abwechslungsreich ernährt, wird feststellen, dass er, ohne es zu ahnen, auch von dem neuen Wundermittel schon immer genug zu sich genommen hat.

Erhöhen Sie nach und nach den Obst- und Gemüseanteil an Ihren Mahlzeiten. Ein Apfel stillt den kleinen Hunger zwischendurch und ist zehnmal gesünder als die übliche Currywurst. Er enthält zwar nur ein Fünftel des Vitamin C einer Kiwi, dafür besitzt er etwas von allen anderen gesunden Inhaltsstoffen. Verkleinern Sie die Portionen all Ihrer Mahlzeiten ein wenig und fügen Sie stattdessen ein Stück Rohkost hinzu. Eine Orange zum Frühstück, eine Kiwi zum Mittagessen und eine Tomate zum Abendessen – und schon sieht die Vitaminbilanz wesentlich besser aus.

Täglich zwei Tomaten sind für Raucher eine Lebensversicherung gegen Krebs. Das klingt viel und eintönig? Essen Sie einen Abend einen

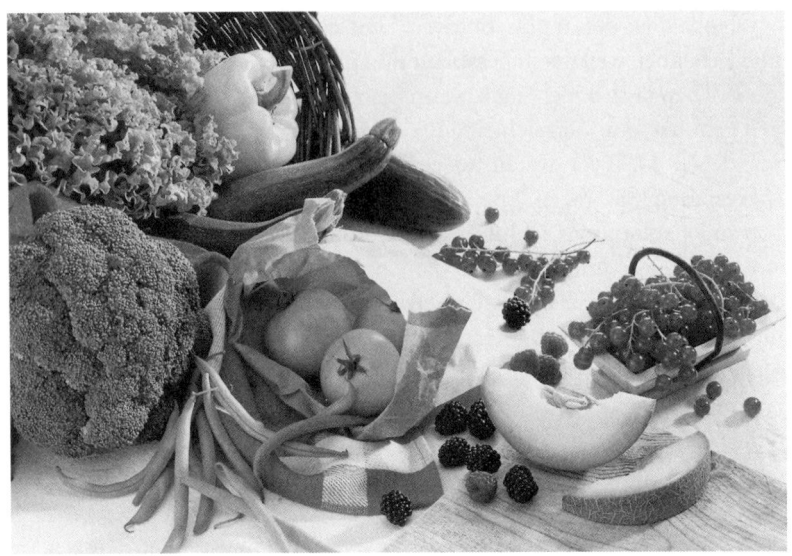

Verbessern Sie Ihre persönliche Vitaminbilanz, indem Sie mehr Obst und Gemüse in Ihren täglichen Speiseplan einbauen

Tomatensalat mit Zwiebeln, Schafskäse und Kräutern. Am nächsten Tag trinken Sie eine Flasche Tomatensaft. Am dritten Tag bereiten Sie sich gefüllte Tomaten oder etwas Ähnliches aus Ihrem Kochbuch. Tomaten bleiben im Kühlschrank länger frisch. Zwei Stunden vor dem Verzehr legen Sie sie heraus, weil sie erst bei Zimmertemperatur ihr Aroma und damit ihren vollen Geschmack entfalten.

Viel Rohkost, das Übrige so kurz und schonend wie möglich garen. Das in Kartoffeln enthaltene Vitamin C lässt sich teilweise retten, indem Sie die Knollen nicht kochen, sondern dünsten. Das geht so: In einem Topf einen Fingerbreit gesalzenes Wasser zum Kochen bringen. Die Kartoffeln (große Knollen zerteilen) hineinlegen und zehn Minuten bei geschlossenem Topf kochen. Dann vom Herd nehmen und noch zehn bis fünfzehn Minuten (je nach Größe und Festigkeit der Knollen) bei geschlossenem Topf ziehen lassen. Noch besser: Schaffen Sie sich einen Dampfkocher an. Solch ein Gerät, das es schon für unter 20 Mark gibt, ist eine feine Sache. Am Boden wird Wasser erhitzt, während das Gemüse in einem Aufsatz im Dampf gar wird und überhaupt nicht mit dem kochenden Wasser in Berührung kommt. Zusätzliche Vorteile: Es geht schneller als herkömmliches Kochen, und nichts kann anbrennen.

Experimentieren Sie mit Gewürzen. Frische Kräuter, Knoblauch, Chili oder Ingwer – je nach Geschmack verwendet – enthalten Spurenelemente, ätherische Öle und teilweise erhebliche Mengen an Vitaminen. Mit 100 Gramm frischer Petersilie können Raucher beispielsweise ihren Tagesbedarf an Vitamin C decken. Gewürze sorgen für neue Geschmacksnuancen. Zum Ausgleich salzen Sie weniger. Ihr Blutdruck wird es Ihnen danken.

Lassen Sie sich von Kochbüchern für die schnelle Küche anregen. Wenn Sie hauptsächlich von Fertiggerichten leben – sei es, dass Ihnen die Zeit oder das Interesse für größere Küchenaktivitäten fehlt, sei es, dass Sie keine große Kochbegabung besitzen –, versuchen Sie es doch einmal mit einer Kombination von Fertigzutaten und Frischkost. Die Zubereitung ist nicht komplizierter als ein Fertiggericht aus der Folie, und das Ergebnis ist in der Regel schmackhafter. Dafür zwei Tipps:

Auflauf

Kaufen Sie eine Tüte Fix für Brokkoli-Gratin und 300 Gramm frischen oder tiefgekühlten Brokkoli. Frisches enthält die meisten Vitamine. Soll der Brokkoli allerdings einige Tage lagern, ehe Sie ihn verarbeiten, ist Tiefkühlkost gesünder. Außerdem benötigen Sie Margarine, geriebenen Käse aus der Tüte sowie – falls Sie sie nicht schon besitzen – eine flache Auflaufform. Bringen Sie etwas Wasser in einem Topf zum Kochen und lassen Sie den Brokkoli darin fünf Minuten garen. In der Zwischenzeit schalten Sie Ihre Backröhre ein. Sie muss auf rund 200 Grad vorgeheizt werden, was etwa zehn Minuten dauert. (Das entspricht beim Gasherd der Stufe 3–4.) Rühren Sie das Fix-Pulver in einen Viertelliter (zwei Tassen voll) kaltes Wasser ein und lassen Sie es unter gelegentlichem Umrühren aufkochen und noch eine Minute weiter köcheln. Jetzt reiben Sie die Auflaufform mit Margarine ein, geben den Brokkoli hinein und die Sauce darüber und schieben das Ganze in den Herd. Danach brauchen Sie nur noch abzuwarten, bis nach 15 bis 20 Minuten Ihr Gratin goldbraun gebacken ist. Holen Sie es heraus und geben Sie geriebenen Käse darüber. Die Zubereitung ist einfacher als die von Bratkartoffeln, es kann weniger schief gehen, geht schneller und ist zehnmal gesünder. Das Ganze schmeckt wunderbar knusprig, keineswegs lasch, wie Sie das vielleicht von Gemüsebeilagen aus der Kantine gewöhnt sind. Übrigens: Beim zweiten Auflauf verwenden Sie der Abwechslung zuliebe Blumenkohl oder Blattspinat aus der Tiefkühltruhe. Die Zubereitung ist dieselbe.

AUFLAUF

1 Tüte Fix für Brokkoli-Gratin
300 Gramm Brokkoli
Margarine
geriebener Käse
flache Auflaufform

Ratatouille

Das ist ein französisches Gemüsegericht, das Tomaten, Zwiebeln, Auberginen, Zucchini und Paprika enthält. Wenn Sie eine Tüte Fix für Ratatouille kaufen, benötigen Sie lediglich noch zwei bis drei Paprikaschoten, das Übrige liegt getrocknet vor. Sie können nach Belieben frische Tomaten und anderes Gemüse hinzufügen. Was den Paprika betrifft (für Raucher ein unentbehrlicher Lieferant von Vitamin C und E): Rote Früchte sind am gesündesten. Schneiden Sie die Schoten in kleine Stücke und werfen Sie die Kerne weg. Dann lassen Sie etwa zwei Esslöffel Pflanzenöl in einem Topf heiß werden, geben die klein geschnittenen Schoten hinein, verschließen den Topf mit dem Deckel und lassen das Gemüse etwa drei Minuten garen. Anschließend geben Sie einen Viertelliter Wasser dazu und rühren den Beutelinhalt ein. Lassen Sie das Ganze aufkochen (ab und zu umrühren!) und danach auf kleiner Flamme noch eine Viertelstunde vor sich hin köcheln. Fertig. Sie erhalten eine Riesenportion, die sättigt, würzig schmeckt und kaum Kalorien enthält. Dazu können Sie sich einen Beutel Reis kochen oder einfach Baguette essen.

RATATOUILLE

1 Tüte Fix für Ratatouille
2–3 Paprikaschoten
2 Esslöffel Pflanzenöl
und nach Belieben:
Tomaten und anderes Gemüse
1 Beutel Reis
Baguette

Weitere Tipps, um die Raucher-Ernährungsbilanz zu verbessern

Ersetzen Sie nach und nach Weiß- und Mischbrot durch Vollkornbrot und Knäckebrot. Trinken Sie statt Cola und Limonade eine Mischung aus Fruchtsäften und Mineralwasser. Schmieren Sie weniger Butter und Margarine aufs Brot, legen Sie statt Wurst und Käse öfter mal Tomaten-, Gurken- oder Radieschenscheiben drauf. Backen und braten Sie nicht mit Butter, sondern mit Pflanzenöl. Eine Faustregel lautet: Je flüssiger ein Fett, desto gesünder ist es. Wenn Sie Butter wegen des Geschmacks bevorzugen – es gibt inzwischen Pflanzenöl mit Butteraroma im Handel.

Auch wenn Ihnen im Allgemeinen für exotische Gerichte die Zeit fehlt – probieren Sie dennoch gelegentlich eins aus, wenn Sie mal frei haben oder Gäste empfangen. Frauen- und verschiedene Fernsehzeitschriften drucken leckere Rezepte. Oder lassen Sie sich ein verführerisches Kochbuch schenken. Selbst manche japanische Gerichte lassen sich von Gelegenheitsköchen wie Sie und ich mit vertretbarem Aufwand meistern. Jeder gelungene Versuch lädt zu Wiederholungen ein und bereichert nach und nach Ihr Kochrepertoire.

Fitness

Ein kluger Arzt riet einer älteren Dame, die wegen Migräne und Kreislaufbeschwerden immer wieder seine Sprechstunde aufsuchte: „Kaufen Sie sich einen Hund, und gehen Sie mit ihm jeden Tag zwei Stunden spazieren. Eine Stunde morgens und eine Stunde abends." Die Dame befolgte seinen Rat, und in der Tat trat nach wenigen Wochen eine deutliche Besserung ein. Wie hatte der Arzt diesen Effekt erreicht? Er hatte sie dazu gebracht, sich jeden Tag zwei Stunden körperlich zu betätigen! Und er fand eine unfehlbare Motivation, damit seine Patientin auch ihr „Training" beibehielt. Das Tier vertrieb ihr nicht nur die Einsamkeit, sondern vermittelte ihr zudem das Gefühl, gebraucht zu werden. Ein Hund muss schließlich Gassi gehen! Sie konnte nicht einfach einen Tag lang ihre neue, selbst auferlegte Verpflichtung vernachlässigen.

Eine Medizin, die auch vielen von uns gut bekommen würde! Unter jahrelangem Rauchen leidet die körperliche Kondition, das ist bekannt. Durch wohl dosierte Körperübungen lassen sich diese Mängel ausgleichen, sodass sich auch Raucher länger ein jugendliches und vitales Aussehen bewahren. Für sie ist körperliche Fitness in folgenden drei Bereichen besonders wichtig:

- Atemwege,
- Immunsystem,
- Herz-Kreislauf-System (Ausdauer).

Es muss nicht immer Sport sein. Auch die „sanfte" Fitness – Übungen ohne Pulsbeschleunigung und hechelnden Atem – bietet eine Reihe von Möglichkeiten.

Atemübungen

Unser Organismus benötigt molekularen Sauerstoff (O_2), um die gegessenen Nahrungsmittel abzubauen und dabei aus den enthaltenen Kohlenhydraten und Fetten Energie zu gewinnen. Am Ende entstehen Wasser, das der Körper als Lösungsmittel benötigt, und Kohlendioxid (CO_2), das wir beim Ausatmen wieder von uns geben. Um den Luftsauerstoff nutzen zu können, der von den feinen gasdurchlässigen Lungenbläschen aus der Atemluft gefiltert wird, besitzen wir die roten Blutkörperchen, die Sauerstoff an sich binden und in die verschiedenen Körperregionen weitertransportieren können.

Diese Atemfunktion ist nach mehreren Jahren mittleren bis starken Tabakkonsums in mehrfacher Hinsicht beeinträchtigt:

Das im Rauch enthaltene giftige Kohlenmonoxid (Seite 38) bindet sich über 200-mal leichter an die roten Blutkörperchen als der Luftsauerstoff. Dadurch sind viele Bindungsstellen im Blut schon besetzt, es gelangt zu wenig Sauerstoff in den Organismus, weshalb ein Teil wichtiger Nahrungsstoffe nicht genutzt werden kann. In den Zellen herrscht „Atemnot".

Nikotin verändert den Eiweißstoffwechsel des Körpers. So sammeln sich zum Beispiel unverhältnismäßig viele Verdauungsenzyme für Eiweiße in den Lungenbläschen. Übersteigen diese Enzyme ein bestimmtes Maß, kommt es zu einer Schädigung und Aufblähung der Lungenbläschen. Die Betroffenen leiden unter ständigem Husten und Atemnot – es entsteht ein Lungenemphysem, eine der häufigsten und gefährlichsten Raucherkrankheiten, oft eine Vorstufe von Lungenkrebs.

Das Kondensat der Zigaretten vernichtet (wie schon früher erwähnt) die feinen Härchen in den Atemwegen, die kleine Schadstoffpartikel aus der Atemluft filtern. Noch mehr Schadstoffe als bisher sammeln sich im Körper an. Außerdem häufen sich Erkrankungen der Atemwege. Raucher leiden häufiger als andere an Bronchitis.

Eine trainierte Atmung mindert diese Risiken. Wichtig ist vor allem die Tiefe der Atmung, während mehr und schneller atmen keinen gesundheitlichen Wert hat. Wer untrainiert ist, wird unter Belastung schneller atmen. Das erzeugt ein Gefühl von Stress und Atemnot, wie Sie vielleicht aus eigener Erfahrung wissen. Regelmäßige, tiefe Atemzüge bei körperlicher Anstrengung sorgen dagegen dafür, dass selbst nach mehreren Stunden Hochleistungssport (Marathonläufe, Tour de France) die Luft nicht ausgeht.

Es gibt ein objektives Maß für die Qualität der Atmung, die so genannte Vitalkapazität. Das ist die Luftmenge, die Sie nach intensivem Einatmen wieder ausatmen können. Sie kann in Kliniken gemessen werden. Die Vitalkapazität von Männern beträgt im Durchschnitt 3,5 Liter Luftvolumen, bei Frauen 2,5 Liter. Der individuelle Wert ist von vielen Faktoren, unter anderem der Fitness und dem Alter, abhängig. Entscheidend ist, ob man gewöhnlich flach oder tief einatmet. Bei untrainierten Menschen sinkt die Vitalkapazität bis zum 60. Lebensjahr um rund 50 Prozent ab, bei Rauchern zum Teil noch mehr.

Die Entscheidung für eine gesunde Atmung beginnt bereits mit der Körperhaltung. Wer zusammengekauert sitzt oder steht, drückt Brust und Bauch zusammen und kann daher nicht seine volle Atemkapazität nutzen. Es ist kein Zufall, dass eine „aufrechte Haltung" mit Wirklichkeitssinn, Selbstbewusstsein, Energie und Gesundheit in Zusammenhang gebracht wird.

Die folgenden Übungen unterstützen Sie beim bewussten tieferen Atmen. Sie entstammen dem klassischen indischen Yoga und haben sich vielfach bewährt. Wenn Sie dabei Ihren Atem beobachten, konzentrieren Sie sich immer auf das Ausatmen! Atmen Sie gleichmäßig aus, indem Sie die Luft aus der Zwerchfellgegend (oberer Bauch) herausfließen lassen. Je mehr verbrauchte Luft Sie herausströmen lassen, desto mehr frische, unverbrauchte Luft werden Sie automatisch einatmen. Je tiefer Sie atmen, desto tiefere Körperregionen füllen Sie mit Luft. Bei falscher, oberflächlicher Atmung bewegen sich die Schultern. Tiefe Atmung dringt in die Bauchgegend vor. Atmen Sie immer durch den Mund aus und durch die Nase ein.

Körperkontrolliertes Atmen

Stellen Sie sich gerade hin oder setzen Sie sich auf den vorderen Rand eines Stuhls, ohne sich anzulehnen. Verschränken Sie die Finger beider Hände vor dem Körper. Atmen Sie tief aus. Strecken Sie nun die Arme (die Finger sind immer noch verschränkt) nach vorn und bewegen Sie sie nach oben, bis Sie sie senkrecht über Ihren Kopf nach oben gestreckt halten. Bei dieser Bewegung atmen Sie tief ein. Halten Sie einen kurzen Moment die Luft und die Armbewegung an. Jetzt lassen Sie die Arme etwa drei Sekunden lang nach unten sinken bis in Ihren Schoß und atmen dabei aus. Wiederholen Sie diese Übung mehrmals und achten Sie auf bewusste, gleichmäßig langsame und tiefe Atmung.

Reinigender Atem

Setzen Sie sich mit verschränkten Beinen auf eine nicht zu weiche Unterlage. Das Yoga kennt mehrere Sitzvarianten. Beim weniger anstrengenden Schneidersitz bleiben die Füße unter den Knien, beim halben Lotossitz liegt ein Fuß auf der Innenseite des Unterschenkels des anderen Beins, während der andere Fuß unter dem Knie des zweiten Beins bleibt. Beim Lotossitz schließlich liegen beide Füße auf den Unterschenkeln. Das ist allerdings nur etwas für Geübte. Wählen Sie eine Sitzvariante, die für Sie nicht zu anstrengend ist. Atmen Sie langsam und so tief ein, dass Sie spüren, wie Ihre Lungen sich füllen und Ihr Bauch sich nach vorn wölbt. Ziehen Sie jetzt ruckartig den Bauch ein, als ob Sie mit Ihrer Bauchdecke die Wirbelsäule erreichen wollten, und stoßen Sie dabei ebenso ruckartig die Luft aus dem Mund aus. Bleiben Sie ein, zwei Sekunden mit eingezogenem Bauch und ohne Luft sitzen. Dann lassen Sie langsam wieder Luft durch die Nase in die Lunge fließen und beobachten, wie sich Ihr Bauch allmählich wieder nach vorn wölbt. Sobald die Lungen voll sind, wiederholen Sie das Ganze: ruckartig Bauch einziehen und Luft ausstoßen, zwei Sekunden warten, wieder langsam einatmen.

Halbseitiges Atmen

Setzen Sie sich hin wie in der vorigen Übung. Machen Sie zur Einstimmung ein paar ruhige, tiefe Atemzüge. Jetzt halten Sie nach dem Ausatmen mit dem Zeigefinger ein Nasenloch zu. Atmen Sie normal weiter, aber ziehen Sie in derselben Zeit wie vorher (zwei bis drei Sekunden) die gesamte Luftmenge, die Sie benötigen, durch das eine freie Nasenloch. Halten Sie die Luft für rund drei Sekunden und atmen Sie sehr langsam durch den Mund aus. Für das Ausatmen sollten Sie doppelt so lange wie für das Einatmen benötigen, also vier bis sechs Sekunden. Wiederholen Sie die Übung mehrmals und halten Sie sich nach einigen Wiederholungen das andere Nasenloch zu.

Hörbares Atmen

Diese Übung verbindet Atmung und Selbstreinigung der oberen Atemwege. Setzen Sie sich wieder in den Schneider- oder Lotossitz. Drücken Sie nun Ihr Kinn fest auf die Brust, und zwar möglichst weit oben am Hals. Optimal ist es, wenn Sie die Kinnspitze in die kleine Kerbe zwischen Hals und Brust pressen, die so genannte Drosselgrube. Wenn Sie jetzt ein- und ausatmen, werden Sie ein leises Schnarchgeräusch hören. Das ist beabsichtigt. Der Druck des Kinns öffnet die Stimmritzen im Inneren des Kehlkopfes. Dadurch bildet sich beim Atmen ein hörbarer Ton. Atmen Sie langsam und lassen Sie es „rasseln". Vor allem langjährige Raucher, die Mühe haben, ihre Atemwege von Schleimablagerungen zu befreien, werden diese Übung als Wohltat empfinden.

Alle Übungen sind nicht nur für die Atmung nützlich, sondern eignen sich auch hervorragend für den Abbau von Stress, vor allem, da sie sich auch in den kleinen Pausen zwischendurch durchführen lassen. Natürlich nur, wenn Sie nicht gleichzeitig rauchen! Wer auf Dauer davon profitieren will, sollte sie fest in seinen Tagesablauf integrieren. Eine Minute pro Übung genügt.

Stärkung der Immunabwehr

Das Immunsystem ist ein Schwachpunkt der Gesundheit von Rauchern. Es muss mehr leisten als das von Nichtrauchern, doch die Schadstoffe des Tabaks schwächen es zusätzlich, weil sie Substanzen verbrauchen, die das Immunsystem für seine Tätigkeit benötigt. Eine Möglichkeit, die Immunabwehr wieder auf Vordermann zu bringen, haben wir schon besprochen: die Ernährung, besonders Vitamin C. Es gibt aber weitere Möglichkeiten, Ihre Leistungskraft zu steigern.

Das Immunsystem lässt sich trainieren, indem es kurzfristig stark gefordert wird. Dadurch entstehen in der Immunabwehr Miniverletzungen, die durch körpereigene Reparaturmechanismen wieder beseitigt werden. Werden diese Beanspruchungen des Immunsystems öfter wiederholt, beginnt es vorbeugend seine Abwehrzellen zu verstärken – sowohl in der Anzahl als auch in der Leistungskraft – und so gegen künftige Verletzungen zu wappnen.

Wechselduschen

Wechselduschen ist eine einfache und effiziente Methode. Sie lässt sich problemlos in den Alltag einfügen, denn wahrscheinlich duschen Sie ohnehin täglich. Auch wenn das Kaltduschen anfänglich etwas Überwindung kostet: Nach einigen Tagen wird Ihnen etwas fehlen, wenn Sie Ihre Dusche nicht mit einem kalten Guss abschließen können.

Sie duschen zuerst warm und dann kurzzeitig kalt. Das Zeitverhältnis sollte bei 10:1 liegen. Ist Ihnen anfangs der Temperaturunterschied zu groß, nehmen Sie zunächst lauwarmes statt kaltes Wasser. Oder behelfen Sie sich mit Ihrer Vorstellungskraft, um die erste Hürde zu überwinden: Malen Sie sich aus, Sie würden nach einem heißen Tag in einen kühlen See springen.

Wechselduschen ist wirksamer, wenn Sie sich mehrere Durchgänge leisten, also nach dem kalten Wasserguss wieder eine Weile warm duschen, dann wieder kalt. Und das Ganze noch ein drittes Mal. Sie spüren dann ein Kribbeln unter der Haut – ein Zeichen, dass das Blut endlich mal wieder bis in die feinsten Verästelungen der Arterien vordringt. Die Haut und alle Organe werden besser mit Nahrung und Wasser versorgt, Schadstoffe hinweggeschwemmt.

Kaltes Wasser am Morgen

Die Wirkung ähnelt dem Wechselduschen. Das kalte Wasser bildet einen Kontrast zu der Wärme des Nachtschlafs, die Sie unter Ihrer kuscheligen Decke genossen haben. Mutige gehen gleich unter die kalte Dusche. Aber auch Waschlappen und kaltes Wasser aus der Leitung erfüllen ihren Zweck.

Warme und kalte Fußbäder

Sie benötigen zwei Schüsseln, eine mit körperwarmem, die andere mit kaltem Wasser. Stellen Sie die Füße zunächst für etwa zwei Minuten in das warme Wasser und wechseln Sie dann für eine viertel Minute ins kalte Nass. Und von vorn, bis ein Kribbeln sich in Ihren Füßen ausbreitet. Anschließend gründlich trockenrubbeln und die Füße warm einpacken.

Arterienverkalkung beginnt fast immer in den Extremitäten und besonders den Beinen, weil das Blut zu ihnen den weitesten Weg hat.

Schreitet der Ablagerungsprozess unkontrolliert fort, bildet sich ein „Raucherbein". Teile des Gewebes, die nicht mehr durchblutet werden, sterben ab. Wechselwarme Fußbäder beugen dem vor. Zwar klagen die meisten Leute im Winter über kalte Füße. Wenn Sie als Raucher aber beobachten, dass Sie von Jahr zu Jahr mehr unter kalten Füßen zu leiden haben, sollten Sie die Fußbäder unbedingt täglich durchführen – und sich natürlich gründlich medizinisch untersuchen lassen.

Sauna

„Den Tag, den du in der Sauna verbracht hast, wirst du nicht älter", sagt ein russisches Sprichwort. Der Gang in die Sauna ist aufwendiger und auch teurer als die warme und kalte Dusche, aber es lohnt sich. Sie bringen Ihren Körper beim Sitzen in Dampf von 80 Grad ordentlich zum Schwitzen und steigen danach in ein Becken mit kaltem Wasser. Üblicherweise absolviert man drei Durchgänge. Für einen Saunabesuch sind mindestens zwei Stunden einzuplanen. Am Ende fühlen Sie sich trotz der Strapaze vital und angeregt. Der Kreislauf ist wieder in Schwung. Besonders günstig für Raucher ist das Schwitzen, das eine Menge Schadstoffe aus der Haut entfernt.

Ein weiterer Vorteil ist psychischer Art. Sie sind über zwei Stunden vom Rauchen abgelenkt. Besonders für Raucher, die in Gefahr sind, mit den Jahren ihren Zigarettenverbrauch zu steigern, ist es wichtig, in ihren Alltag Zeitinseln einzufügen, die sie so beschäftigen, dass sie nicht zum Rauchen kommen und es in dieser Zeit auch nicht allzu sehr vermissen. Diese Beschäftigungen sind auch eine wichtige seelische Stütze, wenn man eines Tages ernsthaft den Versuch unternimmt, sich das Rauchen ganz abzugewöhnen.

Konditionstraining leicht gemacht

Freizeitsport hat viele Gesichter. Oft fehlen nur die richtige Idee, was einem Spaß machen würde, und ein kleiner Anreiz, um den Gedanken in die Tat umzusetzen. Wenig aufwendig und nur mäßig anstrengend sind Gymnastik und ihre modernen Abkömmlinge (Aerobic und Ähnliches). Sie benötigen als Raucher keine anderen Übungen als Nichtraucher.

Wenn Sie sich mit Körperübungen fit halten wollen, wählen Sie ein Übungsprogramm, das einen Ihrer speziellen Problembereiche trainiert, also den Rücken, die Muskelkraft oder die Gelenkigkeit. Tipps finden Sie in Fitness- und Frauenzeitschriften oder Sachbüchern. Nur auf eines sollten Sie als Raucher besonders achten, wenn Sie trainieren: Ihre Atmung. Üben Sie möglichst bei offenem Fenster, atmen Sie tief und gleichmäßig. Solange Sie sich anstrengen, atmen Sie tiefer ein als in Ruhe. Nutzen Sie die Gelegenheit, um Ihre Lunge bis in die tiefsten Verästelungen mit Frischluft zu versorgen.

Wenn Sie genau wissen, dass Sie selbst nicht das Durchhaltevermögen für ein Training in den eigenen vier Wänden aufbringen, hilft vielleicht eine Anmeldung in einem Fitnessstudio. Die vorhandenen Geräte sind heimischen Notbehelfen wie Hocker oder Wäschestange überlegen, und die Gebühr ermutigt dazu, die teuer bezahlten Angebote auch in Anspruch zu nehmen. Sie erhalten fachgerechte Anleitung und lernen außerdem noch nette Leute kennen, die vielleicht genau wie Sie Ihre erste Trainingseinheit mit einem mulmigen Gefühl im Bauch absolviert haben.

Es gibt noch einen zweiten Grund, warum es sich lohnt, ein Fitnessstudio zu besuchen: Genau wie bei der Sauna sind Sie vorübergehend in einer rauchfreien Zone. Im Übrigen können Sie im Anschluss an das Training die Sauna des Studios benutzen. Bevor Sie aber viel Geld ausgeben, prüfen Sie realistisch, ob Sie die Zeit finden werden, ein Jahr lang zwei- bis dreimal pro Woche wenigstens eine Dreiviertelstunde am Stück zu trainieren. Eine Jahreskarte kostet tausend Mark und mehr. Seriöse Studios bieten ein Probetraining mit Beratung an. Nutzen Sie das Angebot und prüfen Sie, wie Sie sich dabei und danach fühlen.

Wenn Ihnen der Gang zum Fitnessstudio zu umständlich sein sollte, Sie aber etwas für Ihren Körper tun wollen: Auch von zu Hause aus können Sie wirkungsvoll trainieren. Richtig dosierte Ausdauerbelastung bringt das Herz-Kreislauf-System in Schwung. Das Herz ist bekanntlich ein Muskel, der seine Leistung durch Üben genauso erhöhen kann wie ein Armmuskel durch Liegestütze. Ausdauertraining stärkt darüber hinaus das Immunsystem in der gleichen Weise wie Wechselduschen, aber – je nach Trainingsintensität – der Effekt ist oft noch nachhaltiger. Auch die

Atmung profitiert. Der sonst übliche Leistungsabfall der Vitalkapazität im höheren Alter wird aufgehalten. Dies sind die messbaren Wirkungen, die bereits ein minimales Ausdauertraining nach sich zieht:

● Das Infarktrisiko sinkt.

● Die Anfälligkeit für Erkältungskrankheiten und andere Infekte geht zurück.

● Es kommt seltener zu Krebserkrankungen.

● Die Atmung wird leistungsfähiger und weniger krankheitsanfällig.

● Langfristig ist dies die wirksamste aller Schlankheitsdiäten.

● Bessert Depressionen und Stimmungstiefs, da der Körper beim Training vermehrt den euphorisch machenden Nervenbotenstoff Endorphin produziert.

● Ein vorzügliches Antistressmittel: Bereits 10 bis 20 Minuten schnelles Gehen mindert fühlbar nervliche Anspannungen.

● Wer regelmäßig trainiert, vermindert wie von selbst seinen Zigarettenverbrauch.

Der Hauptgewinn ist jedoch ein anderer: Wer sich freiwillig ins Schwitzen bringt, kann sich ohne Sorge kleinere bis mittlere „Sünden" leisten. Ein Eisbein und einen Riesenbecher Sahneeis gefuttert? Der Lauf am nächsten Morgen beseitigt die überflüssigen Kalorien vollständig. Unter Termindruck mehrere Tage am Schreibtisch verbracht? 20 Minuten auf dem Hometrainer, und die Anspannung verfliegt. Gestern Abend auf der Party eine ganze Schachtel weggequalmt? Eine Fahrradtour an frischer Luft treibt die Schadstoffe aus.

Wer trainiert ist, braucht gelegentliche Exzesse nicht zu fürchten. Unser Körper ist bereit, auch mit 60 oder 70 noch Süßigkeiten, Nikotin, einige Biere, Alltagsstress und unregelmäßigen Schlaf zu tolerieren – es genügt, die Laufschuhe und Trainingshosen anzuziehen und loszujoggen. Anfahrtswege sind überflüssig; der Sportplatz des Läufers beginnt direkt vor der Haustür.

Doch das Tor zwischen Vorsatz und Ausführung blockiert ein äußerst hartnäckiger Wachhund, genannt Bequemlichkeit. Als bewegungsentwöhnte Mittvierzigerin in buntem Sportzeug vor den Augen mitleidig lächelnder Nachbarn in den Laufschritt verfallen – reicht dieses Bild nicht aus, um die besten Vorsätze sofort über den Haufen zu werfen? Was tun, wenn die innere Stimme rät: „Lass es lieber sein"? Beseitigen Sie alle Hürden, die zwischen Ihren guten Vorsätzen und der praktischen Durchführung stehen. Das beginnt schon bei der gewählten Sportart. Vermeiden Sie Hemmnisse wie lange Anfahrten oder teure Ausrüstungen und machen Sie sich nicht vom Wetter abhängig.

Die körperlich effektivste Sportart ist Skilanglauf. Dennoch ist sie für den Alltag nicht geeignet, da sie alle drei Hemmnisse in sich vereint. Besser sind Schwimmen, Radfahren oder Inline-Skating – vorausgesetzt, Sie haben eine Schwimmhalle beziehungsweise lange, wenig befahrene Straßenabschnitte zur Verfügung. Dennoch haben auch sie einen entscheidenden Nachteil: Der Übergang zwischen gemütlichem Spaziertempo und Trainingsleistung ist fließend. Das gilt auch für das schnelle, sportliche Gehen, das Walking. Sie müssen also während des gesamten Übens genügend Selbstdisziplin aufbringen, um sich zu einer Ausdauerleistung zu zwingen, die Sie ins Schwitzen bringt. Der Trainingspuls sollte etwa 180 minus Lebensalter betragen. Langsamere Bewegung im Freien ist zwar immer noch besser als Sesselhocken, bringt aber kaum die genannten Effekte; der Gesundheitskick hält nicht lange vor und wirkt sich kaum auf Herz, Kreislauf und Immunsystem aus.

Puls und Tempo kontrollieren entfällt, wenn Sie sich für das Laufen entscheiden – so wie ich es vor nunmehr 20 Jahren getan habe. Es genügt, einfach vor sich hin zu trotten und die Gedanken schweifen zu lassen. In dem Moment, wo Sie vom Gehen in den Laufschritt fallen – und sei Ihr Tempo noch so langsam –, erzielen Sie auf jeden Fall einen ausreichenden Trainingseffekt. Sie starten vor der eigenen Haustür. Sie sind kaum vom Wetter abhängig – nur große Hitze sollte ein Grund sein, Lauftempo und -dauer zu reduzieren. Auch die Tageszeit ist egal. So wie Sie mühelos Mahlzeiten oder Duschen in Ihren Tagesablauf integrieren, können Sie eine halbe Stunde für das Laufen dazwischenschieben. Besondere Sportkleidung brauchen Sie nicht. Nur in die Schuhe sollten Sie einmal im Jahr rund 150 Mark investieren.

Auch wenn Sie sich nicht überwinden, jemals regelmäßig Sport zu treiben – versuchen Sie einmal an einem ruhigen Sonntag probehalber zehn Minuten langsam um den Block zu joggen. Das verrät Ihnen eben-

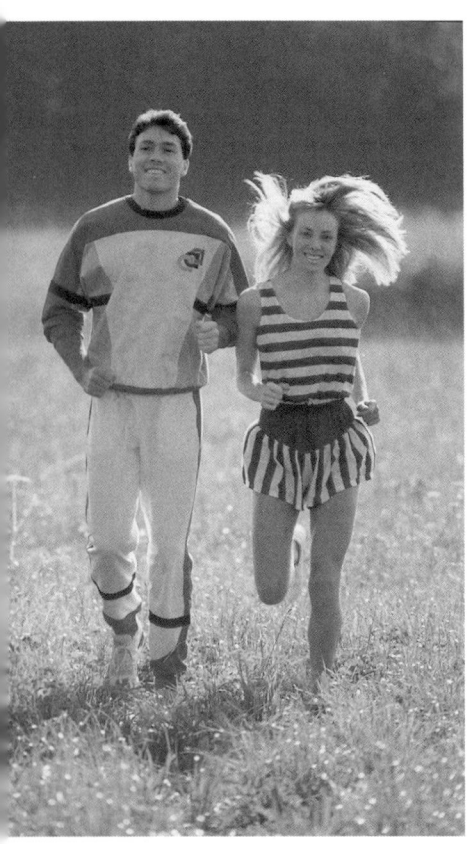

Bringen Sie sich regelmäßig ins Schwitzen, dann können Sie sich auch gelegentliche „Gesundheitsausrutscher" leisten

so gut wie ein Belastungstest beim Sportarzt, wie viele Reserven Ihr Körper noch besitzt. Wenn Sie die zehn Minuten beim besten Willen nicht durchhalten oder hinterher mehr als eine halbe Stunde brauchen, um Ihren Ruhepuls (72 Schläge pro Minute oder weniger) wieder zu erlangen, betrachten Sie es als Zeichen, dass Ihr Herz-Kreislauf-System zu ungeübt ist, um auf Dauer die Folgen Ihres Rauchens zu verkraften. Es sei denn, Sie nehmen die Warnung ernst und laufen von nun an jeden zweiten Tag.

Sollten Sie einen Versuch wagen, aber so sehr außer Übung sein, dass Ihnen selbst ein langsamer Lauf zu anstrengend ist, planen Sie ein Vierteljahr ein, um Ihren Organismus an die Belastung zu gewöhnen. Am besten eignet sich dafür ein Wechsel von schnellem Gehen und langsamem Traben. Gehen Sie jeden zweiten Tag für eine halbe Stunde nach draußen, und bewegen Sie sich in flottem Spaziertempo. Nach zehn Minuten legen Sie einen kleinen Lauf ein – als müssten Sie den einige Hundert Meter entfernten Bus noch erreichen. Danach fallen Sie ins Gehtempo zurück und wiederholen den Sprint noch einmal zehn Minuten später. Allmählich erhöhen Sie den Laufanteil Ihrer Trainingseinheit, bis Sie schließlich nach drei bis vier Monaten die 30 Minuten durchlaufen.

Zehn Ratschläge für Anfänger im Ausdauertraining

1. Wenn Sie 50 oder älter oder nicht sicher sind, welche Anstrengungen Ihr Organismus toleriert, beraten Sie mit einem Arzt, welche Belastung Sie sich zumuten dürfen.

2. Lassen Sie es langsam angehen. Wählen Sie Ihr Tempo so, dass Sie während des Trainings noch eine Unterhaltung führen können, ohne zu hecheln oder zu keuchen. Regelmäßige Bauchatmung (Seite 72) ist hilfreich. Ihre Geschwindigkeit stimmt, wenn Sie bei kühlen Außentemperaturen leicht ins Schwitzen geraten.

3. Legen Sie für jede Woche im Voraus fest, an welchen Tagen Sie um welche Uhrzeit und wie lange trainieren. Kürzer und häufiger trainieren ist effektiver als länger und nur gelegentlich. Lassen Sie sich weder vom Wetter noch von Ihrer körperlichen Tagesform abhalten hinauszugehen. Wenn Sie sich tatsächlich zu schlapp fühlen, können Sie Ihr Training immer noch abkürzen.

4. Steigern Sie Ihre Leistung – aber nicht zu schnell. Erhöhen Sie vor allem nicht gewaltsam Ihr Tempo.

5. Am wichtigsten für das Verbessern der Kondition: nach Ablauf einer Eingewöhnungsphase mindestens dreimal in der Woche 20 Minuten trainieren. In den ersten Tagen müssen Sie mit Muskelkater rechnen. Er vergeht bald, wenn Sie Ihr Training regelmäßig fortsetzen. Sollten wider Erwarten andere Beschwerden auftreten, insbesondere Schmerzen, die während des Übens stärker werden, konsultieren Sie einen Arzt.

6. Zwischen Ihrer letzten Mahlzeit und dem Training sollten mindestens eineinhalb Stunden vergangen sein. Außerdem wichtig: Trinken Sie ausreichend. Ausdauersportler bevorzugen ein Gemisch aus einem Drittel zuckerarmen Fruchtsäften und zwei Dritteln Mineralwasser.

7. Ziehen Sie sich nicht zu warm an. Die Kleidung sollte nicht Ihrem Empfinden zu Anfang, sondern nach dem dritten oder vierten Kilometer entsprechen. Es besteht sonst die Gefahr der Überhitzung. Kälte kann in den ersten Minuten unangenehm sein, ist aber ungefährlich. Es genügt, wenn Sie zuvor Ihre Muskeln durch ein paar Gymnastik- oder Dehnübungen erwärmen.

8. Meiden Sie Wettbewerbe oder individuelle Kämpfe gegen Stoppuhr und nach Kilometern. Ihr Ausdauertraining sollte eine stressfreie Zone bleiben. Vor allem dann, wenn Sie in Ihrem Berufsleben schon hart gefordert werden. Das einzige sinnvolle Leistungskriterium für Freizeitsportler ist die pro Woche im Ausdauertempo verbrachte Minuten- und Stundenzahl.

9. Spottende Kinder am Straßenrand rufen: „Schneller, schneller!" Oder gar: „He Sie, Ihr Arsch wackelt!" Ein gutes Training für das Selbstbewusstsein! Sobald Sie den Spott ignorieren, auch innerlich, haben Sie es geschafft. Noch besser: fröhlich zurückwinken.

10. Auch das Gesündeste wird schädlich, wenn man es übertreibt. Allerdings liegt der Punkt, wo Sport eine Sucht wird und Schäden an den Gelenken oder gar einen Zusammenbruch des Immunsystems nach sich zieht, sehr hoch. Jogger erreichen erst bei etwa 40 Kilometern Lauftraining pro Woche ihr Optimum. Ab etwa 80 Kilometern in der Woche ist mit gesundheitlichen Schäden (Immunsystem, Gelenke) zu rechnen.

Kosmetik

Die meisten langjährigen Raucher sind auch dann äußerlich als solche zu erkennen, wenn sie gerade keine Zigarette in der Hand halten. Haut, Zähne, Fingerspitzen und der typische Mischgeruch aus Rauch und Schweiß verraten mehr, als manch einer wahrhaben will. Doch nicht nur am Körper, auch in der Kleidung und der Wohnung hinterlässt der verbrannte Tabak seine Spuren. Es ist nun mal leider so: Der Qualm verpestet die Umgebung. Raucher gewöhnen sich nach einiger Zeit an diesen Zustand und vergessen, dass jeder Nichtraucher, der in ihren Dunstkreis tritt, auch das geringste Rauchzeichen registriert.

Man begegnet immer wieder jungen Frauen, die viel Sorgfalt auf Frisur, Kleidung, Lippenstift und Make-up verwenden, aber völlig unbekümmert den Restgeruch ihres Tabakgenusses mit dem eines starken Parfüms vermengen und so den gepflegten Eindruck zerstören. Dabei genügen einige wenige vorsorgliche Maßnahmen, um ohne großen Aufwand die äußerlichen Restspuren zu beseitigen.

Kosmetik ist nicht nur dazu da, einzelne Mängel zu kaschieren, sondern dient auch der Pflege und somit der Gesundheit.

Die Haut

Unsere Haut ist nicht nur die Hülle des Körpers, die alle Organe zusammenhält, sondern mit einer Fläche von rund 1,8 Quadratmetern und etwa 2 Kilogramm Gewicht selbst das größte menschliche Organ.

Sie ist ein wahres Wunderwerk der Natur. Die oberste verhornte Schicht dient dem Schutz vor Einwirkungen der Umwelt. Von der unteren Schicht dringen durch die Mittelschicht, die Lederhaut, stündlich neue Zellen nach, während die abgestorbenen Zellen der Oberhaut abgestoßen werden. Alle 27 bis 30 Tage erneuert sich die Haut. Pro Tag sterben dabei bis zu 500 Millionen Hautzellen ab. Bei Rauchern werden die oberen Zellen langsamer abgestoßen, als von unten neue Zellen nachwachsen. Die Folge ist eine Verhornung der Haut. Die toten Zellen bleiben an der Oberfläche kleben. Sie verdicken und verstopfen die Oberhaut. Diese trocknet aus und sieht wie abgestorben aus: gelbgraue Farbe und fahles Aussehen wegen der schlechten Durchblutung.

Als Barriere zwischen Körper und Umwelt schützt die Haut uns vor Austrocknung und Schäden von außen. Auf jedem Quadratzentimeter befinden sich 25 bis 100 Tastkörperchen, mit denen wir Berührungen und Schmerz registrieren. Spezielle Sinneszellen messen ständig den Temperaturunterschied von Hautoberfläche und Umgebung. Über Durchblutung und Schweißabsonderung werden Abweichungen ausgeglichen. Bei Hitze erweitern sich die Blutgefäße, bei Kälte verengen sie sich. Doch der Schweiß leistet noch mehr. Er kühlt nicht nur den Körper durch Abgabe von Verdunstungswärme, sondern scheidet auch Schadstoffe aus – insbesondere solche, die durch den Beschuss mit freien Radikalen aus dem Tabakrauch entstehen.

Im Normalfall verlieren wir täglich einen halben bis einen Liter Schweiß – eine Mischung von aus dem Blut gefiltertem Wasser, Salzen und Schlacken (neutralisierte Schadstoffe). Erst bei größerer Hitze oder Belastung werden bis zu zwei Liter pro Stunde abgegeben, um die Körpertemperatur durch Verdunstungskühle zu senken. Dieser zusätzliche Schweiß ist sichtbar, man schwitzt.

Eine der effektivsten Hautpflegemaßnahmen für Raucher besteht darin, einmal am Tag ordentlich zu schwitzen. Das entschlackt und regt die Haut zu einer besseren Durchblutung und Versorgung an. Der typische Schweißgeruch entsteht durch zersetzende Bakterien. Schwebt zusätzlich ein Rauchgeruch um die Person, ist das sich bildende Duftgemisch für die Mitmenschen besonders unangenehm. Ist nach dem Schwitzen keine sofortige Körperreinigung möglich, beugen alkohol- und parfümfreie Deos vor. Warum alkohol- und parfümfrei? Alkohol entfettet die Haut und trocknet sie aus. Dadurch verstärkt er typische Hautprobleme von Rauchern. Parfüm duftet zwar, aber es verhindert keine anderen Gerüche, sondern überdeckt sie nur oberflächlich. Das Ergebnis ist meist ein unangenehmes Potpourri aus Rauch, verfaulendem Schweiß und süßlicher Chemie.

Die Haut enthält Duftdrüsen, die einen körpereigenen Geruch produzieren, der mit dem Schweißgeruch nichts zu tun hat. Der menschliche Eigengeruch wird meist nicht bewusst wahrgenommen, entscheidet aber darüber, ob man einen Menschen sympathisch findet oder ihn nicht „riechen" kann. Diese Drüsen befinden sich in der Hauptsache an den Brustwarzen, in den Achselhöhlen sowie im Leisten- und Genitalbereich. Der Tabakgeruch kann den Eigengeruch verändern. Wie das Duftgemisch auf andere wirkt, können Sie leider nicht allein feststellen. Manchmal ergibt sich eine männlich-herbe Duftnote, viel öfter wirkt das Ergebnis auf andere unangenehm. Für sich selbst riecht man infolge jahrelanger Gewöhnung an den Eigengeruch wenig oder gar nicht. Am besten bitten Sie eine gute Freundin oder einen guten Freund um eine ehrliche Auskunft und entscheiden danach, ob Sie die Unterstützung neutralisierender Kosmetik benötigen.

Hornschicht, Bindegewebe und Fettpolster schützen uns bei mechanischen Einwirkungen. Aus den Absonderungen der Talg- und Schweißdrüsen bildet die Haut außerdem einen Fett-Säure-Schutzmantel. Dieses saure Milieu wehrt Krankheitserreger ab.

Die Oberhaut misst in der Jugend oft nur einen halben Millimeter. Später, vor allem bei Rauchern, kann sie mehr als doppelt so dick werden. Unter den abgestorbenen Hornzellen befinden sich lebende teilungsfähige Zellen, die Keimschicht der Oberhaut. Dort befinden sich auch die Pigmentkörperchen, die die Haut färben und bei UV-Strahlung bräunen.

Darunter liegt die Lederhaut. Ihr Bindegewebe und ihre elastischen Fasern bestimmen maßgeblich die Spannkraft und die Struktur der Haut. Sie ist mit Blutkapillaren durchzogen, die die Haut mit Nahrung versorgen. Der Fingerabdruck und andere Feinstrukturen der Haut werden hier gebildet. Das in den Gefäßen der Lederhaut fließende Blut bestimmt nicht nur die Hautfarbe mit. Eine Weit- oder Engstellung der Kapillaren bewirkt das Erröten oder Erblassen.

Bindegewebe mit Einlagerungen von Fettgewebe bildet die Unterhaut. Die Gewebsflüssigkeit beeinflusst die Spannkraft der Haut. Sie nimmt mit dem Alter ab, sportliche Betätigung kann den Verlust der Spannkraft jedoch lange hinauszögern. Nahrungsüberschüsse lagern sich im Fettgewebe ab, vor allem im Brust-, Bauch- und Oberschenkelbereich.

Auch Haare und Nägel sind Teile unserer Haut. Das Haarkleid ist bei uns nur noch in Resten vorhanden und hat keine lebenswichtige Funktion mehr. Dennoch ist seine Beschaffenheit für das seelische Wohlbefinden wichtig, wie jeder weiß, der plötzlich Spuren von Haarausfall an sich entdeckt. Das Haar schiebt sich aus speziellen Follikelzellen langsam aus der Haut heraus. Ein gesundes Haar wächst bis zu sechs Jahre lang täglich um rund 0,35 Millimeter. Dann schließt sich eine Ruhephase von rund drei Monaten an; anschließend fällt das Haar aus, und bald beginnt an der gleichen Stelle ein neues zu wachsen. Wir haben auf dem Kopf im Mittel 100 000 Haare, von denen wir unter normalen Umständen bis zu 100 am Tag verlieren.

Einen Vorteil hat die Glatze für einen Raucher: Es sind keine Haare da, die den Qualmgeruch konservieren. Wenn Sie dagegen auf Ihre Haarpracht stolz sind und es auch bleiben möchten: Waschen Sie die Haare mindestens alle zwei Tage mit einem milden Shampoo. Gelegentliche Haarpackungen und -spülungen gleichen Rauchbelastungen aus.

Die Nägel werden aus dem gleichen (toten) Hornmaterial gebildet wie die Haare, dem Keratin. Sie wachsen pro Tag bis zu 0,1 Millimeter, an den Fingern schneller als an den Zehen. Innere und äußere Einflüsse können sie verdünnen, verfärben, verformen oder ihr Wachstum bremsen. Brüchige Nägel können ein Hinweis auf Vitamin- und Mineralstoffmangel sein. Auch das Rauchen beeinträchtigt die Qualität der Nägel, vor allem im mittleren und höheren Alter. Die Ernährungstipps aus dem vorletzten Kapitel (ab Seite 53) schaffen Abhilfe.

Die besten kosmetischen Maßnahmen gegen Raucherhaut kommen ohne Cremes und Wässerchen aus. Es sind:

- Lange Spaziergänge an der frischen Luft. Besonders Meeresluft mit ihrem hohen Salz- und Jodgehalt fördert die Abstoßung toter und das Nachrücken junger Hautzellen.
- Entschlackung der Haut durch alles, was uns ins Schwitzen bringt. Je mehr wir schwitzen, desto mehr Giftstoffe scheidet die Haut aus. Vor allem bei Cellulite – Raucherinnen sind wegen mangelnder Entschlackung stärker gefährdet! – kann es bisher kein künstliches Kosmetikprodukt an Wirksamkeit mit Fitness und regelmäßigem Schwitzen aufnehmen.

Leider hat nicht jeder ein Meer vor der Haustür, und oft fehlt die nötige Zeit. Hier helfen Kosmetika weiter. Damit die neue, rosige Haut leichter nach oben kommt, reinigen Sie die Haut täglich mit viel lauwarmem Wasser und Waschgels, -cremes oder -lotions. Sie sollten wiederum alkohol- und parfümfrei sein, damit sie den Säureschutzmantel der Haut schonen. Besonders wenn Sie trockene Haut haben, wie die meisten Raucher über 20, sollten Sie darauf achten, dass Ihre Reinigungssubstanzen im pH-Wert neutral sind und nicht entfettend wirken. Trockene Haut hat feine Poren, ist empfindlich und arm an Fett. Selbst bei vorsichtigster Reinigung werden hauteigene Feuchtigkeitsfaktoren herausgelöst. Nach jedem Waschen, Baden oder Duschen dauert es länger als bei fettiger oder Mischhaut, bis sich der schützende Fett-Säure-Schutzmantel erholt.

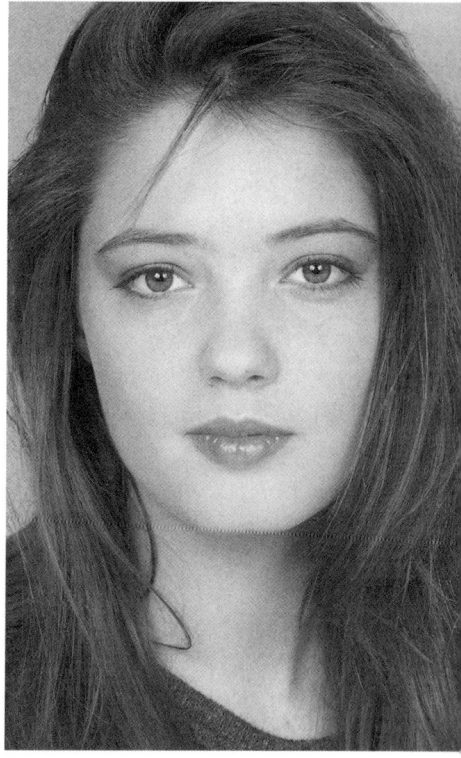

Auch Raucher(innen) können eine schöne Haut haben

Am besten pflegen Sie Gesicht und Hals mit ölhaltigen Emulsionen. Wasser und Öl benutzten schon die alten Ägypter und die frühen Kulturvölker im Zweistromland zwischen Tigris und Euphrat (heute Syrien und Irak). Für die Ganzkörperpflege sind Ölbäder ideal.

Nach mehrjährigem Rauchen wird die normale Reinigung nicht genügen, um das im Vergleich zu Nichtrauchern schnellere Austrocknen, Verhornen und Ergrauen der Haut zu verhindern. Lassen Sie einmal im Monat ein Sauerstoff- oder Enzympeeling auf Ihr Gesicht einwirken – am besten abends. Es gibt sie fertig mit genauer Gebrauchsanweisung in

Drogerien und Kosmetikgeschäften. Sie entfernen auf schonende Weise die oberste Hornschicht und fördern die Durchblutung. Bei anderen, weniger empfindlichen Körperpartien leistet Trockenbürsten den gleichen Dienst: Fahren Sie mit einer nicht zu harten, aber auch nicht zu weichen Bürste mit sanft kreisenden Bewegungen mehrmals über die Haut, bis eine leichte Rötung anzeigt, dass Sie die oberste Hornschicht abgerieben haben.

Erfolgreich haben sich auf dem Kosmetikmarkt Fruchtsäurecremes durchgesetzt, die ebenfalls wie ein Peeling wirken. Fruchtsäuren (Alpha-Hydroxysäuren, so genannte AHAs) wurden ursprünglich von Hautärzten gegen Schuppen, Ekzeme und Akne angewendet. Kosmetikstudios entdeckten sie als Mittel, um Hautfalten zu glätten und Pigmentflecken aufzuhellen oder zu beseitigen. Kleopatras Milchbäder und die Verwendung alten Weins für die Hautpflege am Hofe von Versailles unter Ludwig XIV. nutzten bereits die Wirkung von Fruchtsäuren aus. Die wichtigsten sind heute Apfel-, Zitronen-, Glykol-, Milch- und Weinsäuren.

Eine preiswerte und wirksame Alternative aus dem Bereich der Naturkosmetik ist gesalzene Milch. Ihre Milchsäure liefert ein natürliches Fruchtsäurepeeling, während die feinen Salzkörnchen sanft die verhornte Schicht abrubbeln.

Ein Hinweis noch, wenn Sie Peelings im Sommer oder im Urlaub auftragen wollen: In den Stunden danach bietet die verdünnte Oberhaut keinen ausreichenden Schutz vor schädigender UV-Strahlung, ohne deswegen besser zu bräunen. Am besten verschieben Sie das Peeling auf einen Regentag.

Falls Sie regelmäßig Ihre Gesichtshaut mit einer Maske pflegen – für die Raucherhaut sind Sauerstoffmasken, die es fertig im Handel gibt, am sinnvollsten. Es handelt sich um Oxygencremes mit aktivem Sauerstoff. Die Raucherhaut atmet schlechter – ähnlich einem Ofen, der ausgeht, weil die Luftzufuhr nicht ausreicht. Diese Masken führen von außen Sauerstoff zu. Müde, angegriffene Haut wirkt danach wieder munter. Die Anwendung ist sehr einfach. Auf Gesicht und Hals auftragen, einwirken lassen und mit einem Papiertuch abwischen (nicht abwaschen). Auf jeden Fall müssen Sie den Augenbereich aussparen, am besten mit Augengel abdecken.

Gegen den Vitamin-C-Mangel bei Rauchern kann man auch von außen vorgehen. Kosmetisches Vitamin C gibt es in Drogerien als Ampullen, die Sie vor der Anwendung in zwei Teile aufknacken und sofort in die Haut einreiben. Oder als Serum, das mit einer Pipette aufgetragen wird.

Auf Nummer sicher gehen Sie, wenn Sie sich einmal im Monat eine Tiefenreinigung in einem kosmetischen Studio leisten. Das Fachpersonal kann genauer als ich von meinem Schreibtisch aus auf Ihre speziellen Hautprobleme eingehen.

Zur vorbeugenden Gesichtspflege gehört auch folgender Tipp. Rauchen Sie mal eine Zigarette vor dem Spiegel und beobachten Sie Ihre Mimik. Vor allem eine Reihe von Raucherinnen neigt dazu, beim Rauchen ihre Gesichtszüge zu verändern. Welche Bewegung machen Sie zum Beispiel mit Ihren Lippen, wenn Sie an der Zigarette ziehen? Da Raucherhaut zu einer frühen Faltenbildung neigt, müssen Sie damit rechnen, dass sich Ihre häufigsten Gesichtsausdrücke etwa ab 40 dauerhaft in Ihrem Gesicht abzeichnen. Wenn Sie meistens fröhlich sind, werden sich kleine Lachfalten an den Augen bilden und an Ihren Mundwinkeln seitliche Fältchen, die nach oben zeigen. Sind Sie häufig traurig, werden die ersten Fältchen eher abwärts gerichtet sein. Wenn Sie aber beim Rauchen dazu neigen, die Lippen zu spitzen, also eine kleine „Schnute" zu ziehen, werden sich um den Mund Rillen bilden. Wenn Sie später kein „Schnütchen" oder eine andere fest eingeprägte Maske mit sich herumtragen wollen, achten Sie auf Ihre mimischen Gewohnheiten, solange es noch Zeit ist.

Finger, Mund und Zähne

Langjährige Raucher erkennt man an der Gelbverfärbung ihrer Finger. Schuld sind im Tabak enthaltene Farbstoffe, die sich in der Haut absetzen. Wenn Sie es nicht so weit kommen lassen wollen, sollten Sie etwas unternehmen, bevor sich auf Ihren Fingerspitzen sichtbare Raucherzeichen zeigen. Das Rezept ist denkbar einfach: Reiben Sie die Nägel und Fingerspitzen mit Zitronensaft ab. Er schält die abgestorbenen und vergilbten Hornhautzellen von den Fingern. Als Frau sollten Sie, bevor Sie Ihre Nägel lackieren, immer einen Unterlack auftragen.

Der von Ihnen inhalierte Rauch passiert Zähne, Mund und Rachen, und zwar zweimal: beim Einatmen und beim Ausatmen. Wie stark die Belastung ist, erkennen Sie daran, dass Krebserkrankungen im Mundbereich bei Rauchern rund 20-mal häufiger sind als bei Nichtrauchern. Die zusätzliche Mundpflege ist folglich nicht nur eine kosmetische, sondern auch eine vorbeugende Gesundheitsmaßnahme.

Von Zeit zu Zeit empfiehlt es sich, Zunge, Zähne und Rachenraum vor einem Spiegel gründlich zu inspizieren. Im Gegensatz zu Ihrer Lunge ist dieser Bereich für Sie optisch zugänglich. Nutzen Sie diesen Vorteil. Mundschleimhaut und Zungenbelag sind ein Spiegel Ihres körperlichen Zustandes. Erkrankungen an Leber, Magen und Darm, Diabetes und oft auch Krebs geben sich frühzeitig durch auffällige Veränderungen im Mundbereich zu erkennen. Dazu gehören Gelbverfärbung, Rötung, Bläschen- oder Belagbildung, Schwellungen sowie plötzliche Veränderungen von Geschmack und Geruch. Beobachten Sie Abweichungen, die länger als einen Tag anhalten, und lassen Sie sich gegebenenfalls von einem Arzt untersuchen.

Eine wichtige Veränderung, die fast alle Raucher nach einiger Zeit erleben, können Sie allerdings kaum selbst beobachten: die Entstehung des typischen Rauchermundgeruchs. In einer Zeit, wo von jeder Litfasssäule nackte Körper lächeln und es kaum eine sexuelle Spielart gibt, über die nicht bereits am frühen Nachmittag im Fernsehen offen geredet wird, bildet Mundgeruch eines der letzten Tabus unserer Kultur. Wir haben Hemmungen, selbst unsere beste Freundin darauf aufmerksam zu machen, wenn zwischen ihren Zähnen unangenehmer Geruch entweicht – obwohl wir wissen, dass sie selbst keine Möglichkeit hat, ihren Mundgeruch von sich aus zu erkennen. Einige raten zu Tricks, zum Beispiel: Man soll die flache Hand vor den Mund halten, dagegen hauchen und schnuppern: Rieche ich etwas?

Sie können es probieren, aber das Ergebnis ist wenig zuverlässig. Wenn Ihre Gesprächspartner es vermeiden, sich allzu dicht vor Ihrem Gesicht aufzuhalten, könnte das ein Hinweis auf ein Geruchsproblem sein. Eine brauchbare Auskunft kann nur eine Person Ihres Vertrauens geben, die Sie überzeugt haben, dass Sie wirklich eine ehrliche Antwort haben wollen und ihr diese nicht übel nehmen werden. Mundgeruch lässt sich auch objektiv messen, mit einem Halimeter. Das Gerät analysiert die Luft, die Sie hineingeatmet haben. Einige Kliniken besitzen solch einen Apparat.

Stehen Ihnen weder beste Freundin noch Messgerät zur Verfügung, empfehle ich Ihnen, die allgemeine Erfahrung zu berücksichtigen, die da lautet: Der Dauerbeschuss mit Tabakpartikeln vermischt sich im Laufe weniger Jahre mit der übrigen Mundflora mit an Sicherheit grenzender Wahrscheinlichkeit zu einem typischen, unangenehmen Rauchermundgeruch. An diesem Geruch kann jedermann Raucher zweifelsfrei von Nichtrauchern unterscheiden.

Dieser Geruch ist aber kein Schicksal, sondern kann durch gezielte, regelmäßige Mundhygiene verhindert werden. Ist der Mundgeruch infolge früherer Vernachlässigung bereits vorhanden, kann er wieder beseitigt werden. Das erfordert allerdings einige drastische Maßnahmen.

Der Rauchermundgeruch hat zwei Quellen. Zum einen führt die Reizung der Schleimhäute in Mund, Rachen und auf der Zunge durch Tabakrauch zu Veränderungen, die sich im Eigengeruch bemerkbar machen. Zum anderen leben in unserem Mund ständig Bakterien, die Nahrungsreste zu Säuren zersetzen. Einige von ihnen haben klebrige Konsistenz und bilden an den Zähnen den gefürchteten, Plaque genannten Belag, der durch gründliches Putzen entfernt werden kann. Tabakrauch besteht nicht nur aus Gas, sondern auch aus Millionen von kleinsten Schwebeteilchen – diese Partikel sind die Ursache, dass man den Qualm sehen kann – und einige von ihnen werden von dem klebrigen Zahnbelag eingefangen und mit zersetzt. Auch dadurch verändert sich der Eigengeruch in unvorteilhafter Weise.

Manchmal behaupten Raucher, sie würden mit ihrem beißenden Qualm Bakterien förmlich „ausräuchern". Das ist Wunschdenken, leider. Mundbakterien sind unwirtliche Bedingungen gewöhnt, der Qualm macht ihnen nicht das Geringste aus. Nur Reinlichkeit kann ihnen schaden, weil sie ihnen die Nahrungsgrundlage entzieht.

In manchen Raucherkreisen kursieren Hausmittel, von denen manche mehr Schaden anrichten, als sie Nutzen bringen. Dazu gehört das Zähneabreiben mit Zitronensäure. Es reinigt zwar, zerstört aber auch den Zahnschmelz. Genauso bedenklich ist es, sich als Raucher öfter die

Zähne zu putzen. Auch viele Zahnärzte raten noch, nicht nur zweimal am Tag, sondern nach jeder Mahlzeit zur Zahnbürste zu greifen. Aber zu häufiges Zähnebürsten rubbelt den äußeren Zahnschmelz ab. Besonders wenn eine falsche Putztechnik hinzukommt. Jeder Dritte soll bereits putzgeschädigte Zähne haben. Fehlender Zahnschmelz macht Zähne äußerst schmerzempfindlich und bietet Kariesbakterien günstige Angriffsflächen.

Zweimal Zähneputzen genügt also. Um tagsüber den Rauch aus dem Mund wieder zu entfernen, nehmen Sie einen Schluck Wasser und spülen den Mund damit. Lassen Sie das Wasser durch alle Mundwinkel kreisen und ziehen Sie es mit einer Schlürfbewegung mehrmals durch die Zahnzwischenräume. Dann kurz gurgeln und ausspucken. Das beseitigt die meisten Rückstände Ihrer kurz zuvor gerauchten Zigarette und spült noch vorhandene Nahrungsreste gleich mit hinweg. Es entzieht den zersetzenden Bakterien ihr Material. Die Wirksamkeit dieser Spülung können Sie noch erhöhen, wenn Sie pro Schluck Wasser einen Tropfen ätherisches Teebaum- oder Salbeiöl hinzufügen. Abends – und zwar *nach* der letzten Zigarette – empfiehlt sich eine kombinierte Mundpflege mit Munddusche, Zahnseide und Antiraucherzahnpasta. Antiraucherzahnpasten gibt es im Handel. Sie enthalten in aller Regel Bicarbonat – das ist nichts anderes als Backpulver. Seien Sie vorsichtig mit Zahncremes, die Ihre Zähne laut Werbeversprechen in kurzer Zeit schneeweiß putzen. Viele von ihnen enthalten Peelingsubstanzen, die den Zahnbelag herunterreiben sollen. Das funktioniert zwar, aber leider schleifen die mikroskopisch kleinen Körnchen gleich den Zahnschmelz mit ab. Eine sichere und preiswerte Alternative: Nehmen Sie eine gewöhnliche Zahnpasta, drücken Sie einen Streifen auf Ihre Zahnbürste, und streuen Sie etwas Backpulver aus dem Tütchen darüber. Diese Mischung beugt genauso zuverlässig einer Gelbfärbung der Zähne vor wie eine teure Spezialzahncreme.

Zahnseide ist bei uns nicht sehr beliebt, auch wenn kaum jemand ihren Nutzen bestreitet. Sie holt Schmutz aus den besonders bedrohten Kontaktpunkten an den Zahnzwischenräumen heraus. Wenn Sie Rauchermundgeruch verhindern wollen, werden Sie kaum um ihre gelegentliche Anwendung herumkommen. Gelegentlich heißt: ein- bis zweimal pro Woche. Am besten eignet sich ungewachste Seide, die es in Apotheken und Drogerien gibt. Sie spannen sie zwischen jeweils zwei Finger und führen sie vorsichtig an den Kontaktpunkten vorbei und am Zahnhals entlang. Wenn der Gedanke, einen Faden zwischen Ihren Zähnen durchzuziehen, Sie unangenehm berührt – Probieren geht über Studieren. Sie werden sehen: Es ist weniger schlimm, als Sie es sich vorgestellt haben. In Amerika ist der Gebrauch der Zahnseide viel weiter verbreitet und selbstverständlicher als bei uns.

Mundduschen sind elektrische Geräte, die in der Tat wie eine kleine Dusche mit Stiel, Duschkopf und Brause aussehen und auch so funktionieren. Der einzige Unterschied: Das Wasser sprüht mit Druck hervor und spült Nahrungsreste besonders an unzugänglichen Stellen hinweg. So ein Gerät ist besonders sinnvoll, wenn Sie eine Brücke oder eine kieferorthopädische Zahnspange tragen. Eine Munddusche kann allerdings normales Zähneputzen nicht ersetzen. Sie dient lediglich der Ergänzung der Zahnpflege.

Tagsüber mindert der Griff zu zuckerfreien Kaugummis (die anderen fördern Karies) die Bildung von Mundgeruch. Apotheken bieten außerdem Chlorophyllbonbons an. Chlorophyll ist der grüne Farbstoff, der Pflanzen ermöglicht, die Energie des Sonnenlichts zu nutzen. Es hat aber noch viele weitere nützliche Wirkungen. Die für Raucher entscheidende ist die Eindämmung der Geruchsbakterien.

Zu einem Mundspray können Sie greifen, wenn Sie in einer wichtigen Stunde auf Nummer sicher gehen wollen. Eine Dauerlösung ist es nicht. Wie Parfüms für die Haut überdecken Mundsprays den Geruch nur oberflächlich und auch nicht für lange. Starker Mundgeruch kann mit den Duftstoffen des Sprays sogar eine neue, unangenehme Geruchsverbindung eingehen.

Was ist zu tun, wenn bereits Mundgeruch da ist? Eine traditionelle Reinigungsmethode aus Russland und der Ukraine, deren Ursprünge im Dunkeln liegen, hilft weiter: das „Ölschlürfen". Im Grunde ist es nichts anderes als das oben beschriebene Mundspülen, nur dass statt Wasser Sonnenblumenöl zur Anwendung kommt und das Öl mindestens 15 Minuten im Mund behalten wird. Die Machorka, der russische Tabak, ist ein besonders starkes und geruchsintensives Kraut. Im Krimkrieg

(1853–56) wurden Zigaretten aus Machorka populär und trugen zum schnellen Siegeszug der Zigaretten über Pfeife und Zigarren bei. Der Krieg gegen die Türken ging freilich für Russland verloren. Was blieb, waren die Zigaretten – und der fürchterliche Mundgeruch, der mit dem Ölschlürfen bekämpft wurde. Wer als Erster merkte, dass sich Sonnenblumenöl als Gegenmittel gegen den Mundgeruch eignet, wird wohl unbekannt bleiben.

Eine Viertelstunde lauwarmes Öl im Mund hin und her zu schwenken, ist sicher gewöhnungsbedürftig. Aber das Ergebnis spricht für sich. Das Öl löst in der Mundschleimhaut einen Reiz aus, der sie zur Abgabe von eingelagerten Schadstoffen, Bakterien und halb zersetzten Stoffwechselprodukten zwingt. Sie werden im Öl gelöst und mit ihm ausgespuckt. Übrigens sind auch Oliven- und Sesamöl geeignet. Auf keinen Fall darf das schadstoffangereicherte Öl hinterher geschluckt werden!

Wenn Sie seit Jahren rauchen, ist nach etwa drei Spülungen an aufeinander folgenden Tagen der Mundraum wieder einigermaßen rein. Regelmäßige Anwendungen über Monate und Jahre kräftigen Gebiss und Zahnfleisch, beugen vor gegen Parodontose und Infektionen im Rachenraum (Husten, Schnupfen, Halsentzündungen) und geben den Zähnen ihre ursprüngliche Farbe zurück.

Ist danach immer noch nicht aller Mundgeruch verschwunden, liegt die Ursache tiefer. Dann ist nicht allein das Rauchen schuld. Suchen Sie einen Zahnarzt auf, lassen Sie den Zahnstein entfernen sowie Karies und eventuell vorhandene Taschen im Zahnfleisch, in denen sich Mikroorganismen und Nahrungsreste sammeln, behandeln. Sie können außerdem eine professionelle Zahnreinigung vornehmen lassen, für die die Krankenkasse allerdings nicht aufkommt, da diese Prozedur eher kosmetischen als medizinischen Zwecken dient. Der Preis für diesen Service liegt bei etwa 100 bis 200 DM, je nach Anzahl der zu reinigenden Zähne.

Ist auch dann noch Mundgeruch vorhanden, kann eine bisher unerkannte Magen- oder andere organische Krankheit vorliegen – bis hin zum Magenkrebs. Lassen Sie sich in diesem Fall von Ihrem Hausarzt untersuchen und gegebenenfalls zu einem Facharzt überweisen.

Kleidung und Wohnung

Vor allem in kleinen, engen Wohnungen starker Raucher setzt sich im Lauf der Jahre häufig eine Dunstglocke ab, die ähnlich wie beim Mundgeruch aus Tabakqualm, Körper- und Küchengerüchen ein Gemisch bildet, das die Bewohner kaum mehr wahrnehmen, das aber ahnungslose Besucher erst einmal zusammenfahren lässt. Außerdem überziehen sich Wände und Gardinen nach und nach mit einem graugelben Schleier. Spricht man die Wohnungsinhaber darauf an, erhält man ein Achselzucken und den Satz: „Wir lüften ständig" zur Antwort. Folgen Sie dem Blick des Gastgebers zum Fenster, dann sehen Sie, dass es eine Handbreit geöffnet ist.

Ein Fenster einen Spalt breit öffnen ist nutzlos. Die Rauchpartikel sind etwas schwerer als Atemluft. Sie schweben eine Weile und setzen sich dann auf den Möbeln und den Wänden ab. Durch den Fensterspalt kann zwar etwas frische Luft von draußen hereinkommen, aber der schwerere Rauch zieht nicht ab.

Viele Raucher sind in den letzten Jahren dazu übergegangen, auf dem Balkon oder in einem speziellen Raum des Hauses zu rauchen. Wenn die räumlichen Verhältnisse eine solche Lösung nicht zulassen: Verzichten Sie auf den Spalt. Reißen Sie lieber die Fenster weit auf, bevor die Luft unerträglich wird, und veranstalten Sie einen kräftigen Durchzug. Dadurch wird der Tabakqualm mitsamt seinen schwebenden Teilchen hinausgewirbelt. Selbst bei Frostgraden können Sie unbesorgt fünf Minuten lang lüften. Die Möbel und Wände haben genügend Wärme gespeichert, um nach dem Schließen der Fenster das Zimmer sofort wieder zu erwärmen.

Eine weitere Möglichkeit sind Rauchverzehrer. Es gibt sie in unterschiedlichen Größen in Haushaltswarenläden. Kleine Tischgeräte genügen meist für ein Zimmer. Mit einem leistungsstarken Gerät in der Größe eines Kofferradios (Preis etwa 300 DM) können Sie die Luft eines kleinen Festsaals reinigen. Rauchverzehrer ähneln äußerlich einem Heizlüfter und arbeiten beinahe geräuschlos. Sie können zusehen, wie das Gerät über einen Ventilator die verrauchte Luft in sich hineinzieht. Innen passiert sie ein System von Kohlefiltermatten, in dem sich die

Rauchpartikel ablagern wie in einem Staubsauger. Was am anderen Ende herauskommt, ist saubere Atemluft. Diese Geräte eignen sich übrigens nicht nur als Waffe gegen Tabakqualm, sondern säubern die Luft auch von Pollen und anderen Allergie auslösenden Substanzen.

Danach dürften nur noch geringe Rauchspuren zurückgeblieben sein, die sich leicht mit Duftkerzen oder Aromalampen neutralisieren lassen. Sie finden sie in Spezialgeschäften und jedem Kaufhaus. Verwenden Sie leichte Düfte, die beinahe unbemerkt bleiben, wie Bergamotte, Lavendel oder Zypresse. Schwere Düfte wie Patschuli oder Jasmin sind eher etwas für sinnliche Abende.

Es ist klar, dass Sie als Raucher Ihre Unterwäsche, Hemden, Blusen und Ähnliches täglich wechseln und nicht zu lange in der Schmutzwäsche liegen lassen. Dann duften die Sachen nach dem Waschen wieder frisch und auch die Fasern leiden nicht. Schwieriger ist es mit Sachen, die man nicht täglich wäscht, also Kostüme, Anzüge und Mäntel – vor allem, wenn sie nicht gewaschen werden können, sondern in die chemische Reinigung müssen. Selbst wenn Sie bereit wären, das Geld für häufige Reinigungen auszugeben: Ein Jackett sieht nach fünf Reinigungen einfach nicht mehr so gut aus wie am Anfang. Nehmen Sie in diesem Fall am Abend nach der Rückkehr oder spätestens am nächsten Morgen ein Tuch und feuchten Sie es mit Wasser an, dem Sie einen Schuss Essig beigefügt haben. Der Essig senkt den pH-Wert und neutralisiert so Kalkrückstände im Trinkwasser. Dadurch wird die Faser weniger angegriffen. Reiben Sie nun die Sachen mit dem feuchten Tuch ab. Das entfernt den größten Teil der Rauchpartikel.

Schwachen Rauchgeruch können Sie mit Duftwasser überdecken. Verwenden Sie kein hoch konzentriertes Parfüm, sondern verdünnte Lösungen von Eau de Cologne bis Eau de Toilette. Handelt es sich um empfindliche, seidenartige Stoffe, sprühen Sie nur das Innenfutter ein. Ein Besprühen von außen gäbe unschöne Flecken. Widerstandsfähige Stoffe vertragen auch das Besprühen von außen. Testen Sie zunächst an einer unauffälligen Stelle, ob der Stoff sich verfärbt oder fleckig wird.

Wenn Sie die Sachen schließlich doch in die Reinigung geben müssen: Verlangen Sie einen Deodorant-Zusatz. Beinahe alle Reinigungen bieten diese Frischekur für geruchsmäßig stark strapazierte Kleidung an.

Kleiner Knigge für Tabakfreaks

Die Debatte um die Rechte von Rauchern und Nichtrauchern ist im vollen Gange. Im Mutterland der Freiheit und Demokratie, den USA, breitet sich eine intolerante Ächtung aus, die Raucher beinahe zu Verbrechern stempelt. Auch bei uns gibt es immer wieder Versuche, eine Nichtraucherschutzgesetzgebung durchzusetzen, die bisher am parteiübergreifenden Widerstand der rauchenden Abgeordneten gescheitert ist.

Keine Frage, der blaue Dunst belastet die Mitmenschen, und es wäre unsinnig, die Belästigung, die er anderen zumutet, zu bagatellisieren. Wer auf Beschwerden mit dem Satz reagiert: „Hab dich nicht so wegen dem bisschen Rauch", braucht sich nicht zu wundern, wenn die Betroffenen nach dem Gesetzgeber rufen. Das passive Einatmen von Tabakrauch aus der Umgebung ist lästig und schädigt die Gesundheit der anwesenden Nichtraucher, das ist zweifelsfrei nachgewiesen. Besonders wenn es sich um Kinder handelt. Denn je früher man Rauch einatmet, desto gravierender sind die späteren Schäden. Nicht rauchende Frauen, die mit einem Raucher zusammenleben, haben ein um ein Drittel erhöhtes Lungenkrebsrisiko im Vergleich zu Nichtraucherinnen, deren Partner nicht rauchen. Raucher sollten bedenken:

- Sie sind viele, aber dennoch eine Minderheit. Es gibt rund doppelt so viele Nichtraucher wie Raucher, von denen jeder Vierte früher einmal geraucht hat.
- Laut einer Forsa-Umfrage von Anfang 1999 wünschen rund zwei Drittel der Nichtraucher ein Rauchverbot am Arbeitsplatz und in öffentlichen Gebäuden. Auch knapp die Hälfte der Raucher befürwortet solch ein Verbot. Ein freiwilliger Rauchverzicht in der Öffentlichkeit könnte ein Verbot überflüssig machen.
- Es geht nicht nur um das Gesundheitsrisiko durch Passivrauchen, sondern um das Grundrecht auf frische Luft, das schon durch den Autoverkehr stark beeinträchtigt ist.

Ich erinnere mich noch gut, wie Anfang der Neunzigerjahre ein Herr mit einer brennenden schweren Zigarre auf die Abgase der aus dem Osten kommenden Trabis schimpfte.

Die Kunst des Feuergebens

Bis vor einigen Jahrzehnten, als Rauchen weniger verpönt war und in manchen Kreisen sogar als Zeichen von Lebensart galt, gab es ausgeklügelte Regeln, die sich um Zigaretten, Pfeife, Tabak, Streichholz, Feuerzeug und Aschenbecher rankten. Im England des vorigen Jahrhunderts rauchten die Herren beim Essen in Anwesenheit von Damen überhaupt nicht, sondern zogen sich für diesen Genuss anschließend in den Rauchsalon zurück. Einst kleideten sie sich sogar um zu diesem Zweck – nur der Name des Kleidungsstücks verrät heute noch seine ursprüngliche Daseinsbestimmung: Smoking. Nach 1920, als beide Geschlechter rauchten, passten sich die Sitten an. Allerdings musste die wohlerzogene Dame warten, bis einer der anwesenden Männer mit dem Rauchen anfing, bevor sie auch selbst zur Zigarette greifen durfte. Auf der Straße rauchten nur Männer und Mädchen des ältesten Gewerbes der Welt. Die anständige Dame präsentierte sich im Freien nicht rauchend.

Bis vor kurzem galt noch: Ein Herr durfte einer Dame Feuer geben, aber nicht umgekehrt. Hatte der Herr keine Zündhölzer bei sich und musste eine Dame bitten, ihm aus der Verlegenheit zu helfen, so zündete sie das Streichholz an und reichte es ihm. Er hielt aber nicht etwa seine Zigarette in das dargebotene Feuer – oh

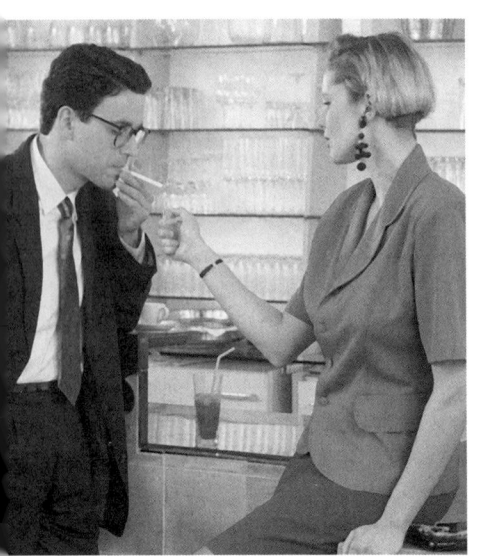

In Zeiten der Emanzipation kann auch eine Frau einem Mann Feuer geben

nein! –, sondern nahm ihr das brennende Hölzchen aus der Hand und bediente sich selbst. Das Lesen dieser Regel in einem Benimmbuch der Sechzigerjahre hat mich als Teenager so beeindruckt, dass ich mich heute noch genau daran erinnern kann.

Immerhin, in einem Benimmbuch, dessen erste Auflage 1977 erschien und das noch heute aufgelegt wird, heißt es: „Die Frau, die dem Mann Feuer gibt, wird heute noch so verstanden, dass sie Zeichen der Emanzipation setzen will." Wie verhält sich der Mann in dieser Lage am geschicktesten? Soll er absichtlich sein Feuerzeug „vergessen", damit die anwesenden Frauen Gelegenheit haben, Ihre Emanzipiertheit zu demonstrieren, und sich durch sein Feuergeben nicht in ihrer Würde gekränkt fühlen? In der Tat wird in manchen Romanen, die in der High Society handeln, geschildert, wie die Reporterin oder Detektivin, die einen verdächtigen Wirtschaftsboss aufsucht, seinem Feuergeben zuvorkommt, indem sie ihr eigenes Feuerzeug zückt und sich selbst bedient. In einem Sketch des Frauenkabaretts „Die Missfits" heißt es satirisch, Männer gäben immer sofort Feuer, weil sie so an die Frau „ganz nah ran" kommen.

Der Schutz vor dem Passivrauchen

Zu Anfang des neuen Jahrtausends drehen sich Höflichkeitsregeln angesichts der bekannten Gesundheitsgefahren des Rauchens vorrangig um das Prinzip der gegenseitigen Rücksichtnahme. Das Verhalten zueinander ist von dem Bemühen geprägt, Nichtrauchern saubere Luft und Rauchern die Möglichkeit des Genusses zu erhalten. Nichtraucher sind bei Konflikten nicht automatisch im Recht. Wenn an einem Tisch geraucht wird und fünf Tische weiter deswegen jemand empört mit ekelverzogenem Gesicht mit den Händen in der Luft herumwedelt, ist es der Belästigung demonstrierende Nichtraucher, der unhöflich handelt. Dagegen ist ein Gebot höflicher Rücksichtnahme:

⬤ am Arbeitsplatz und bei Sitzungen durch Mehrheitsbeschluss oder das Veto einer Minderheit das Rauchen zu verbieten und stattdessen Rauchpausen einzulegen. Raucher in der Pause in eine unwirtliche ferne Ecke des Hofes neben Mülltonnen und Regenrinnen zu verbannen, ist zwar nach einem deutschen Gerichtsbeschluss von 1999 erlaubt, aber deswegen nicht weniger diskriminierend.

- wenn noch gegessen wird, das Rauchen zu unterlassen oder zu fragen, ob es gestattet ist zu rauchen. Lautet die Antwort auf diese Suggestivfrage wider Erwarten „Nein", werden Sie sich in Geduld üben müssen. Vielen Nichtrauchern verdirbt der Qualm tatsächlich den Appetit – sogar manchen Rauchern, wenn sie gerade beim Essen sind.

- aufs Rauchen zu verzichten in Kinder- und Wartezimmern, Krankenhäusern, Arztpraxen und in Kulturstätten wie Kirchen, Museen, Kinos oder Theatern.

- an feuergefährdeten Orten nicht zu rauchen, also in Wäldern im Sommer und anderen Trockenperioden, an Tankstellen, draußen auf Flugplätzen, in Garagen, Ställen, Scheunen und Ähnlichem.

Dagegen darf überall geraucht werden, wo ein Aschenbecher steht – es sei denn, Sie wissen, dass Ihr momentaner Gesprächspartner an Asthma leidet oder dass die Anwesenden gerade per Mehrheitsbeschluss entschieden haben, nicht zu rauchen.

Was geschieht, wenn ein überzeugter Nichtraucher in seine rauchfreie Wohnung Gäste zum Geburtstag einlädt, unter denen sich auch Raucher befinden? Natürlich kann man vorher – am Telefon, per E-Mail oder schriftlich auf der Einladungskarte – verkünden: „In meiner Wohnung wird nicht geraucht!" Wer eine Feier nicht ohne Zigarette übersteht, wird dann freundlich absagen oder sich entschließen, zum Rauchen auf die Straße zu gehen. Sehr höflich ist solch ein vorbeugendes Verbot allerdings nicht. Wenn es nur einen oder wenige betrifft, wird man sie diskriminieren, und das, nachdem sie gerade Glückwünsche und ein Geschenk überreicht haben. Rauchen dagegen die Hälfte oder mehr, wird sich der Gastgeber brüskiert fühlen, wenn plötzlich das Gros der Gästeschar nach draußen abmarschiert und er mit einem kleinen Häuflein Nichtraucher in der (auf einmal sehr stillen) Wohnung zurückbleibt.

Besser ist der Gastgeber beraten, wenn er in diesem Fall ein Zimmer zum Rauchen freigibt und auch nicht angeekelt das Gesicht verzieht, wenn ihn seine Bewirtungspflichten veranlassen, diesen Raum zu betreten. Seinen Respekt vor guten Freunden beweist der Nichtraucher nicht zuletzt dadurch, dass er sie mitsamt ihren Schwächen gern hat. Er wird deshalb, wenn er sie einlädt,

- sichtbar große Aschenbecher aufstellen. Handelt es sich um eine größere Feier, gibt es vielleicht die Möglichkeit, sie nach draußen zu verlagern. Dann regelt man die Abgrenzung von Raucher- und Nichtraucherterritorien dadurch, dass Aschenbecher nur im Freien aufgestellt werden.
- Zigaretten der Marken kaufen und anbieten, die die Freunde bevorzugen. Das zeugt von Aufmerksamkeit und verblüfft nicht selten die Gäste.
- nach dem Essen das Zeichen zum Rauchen geben, indem er reihum diese Zigaretten anbietet.

Sind Sie als Raucher bei Nichtrauchern eingeladen und dürfen rauchen, kommen Sie Ihren Freunden entgegen, indem Sie

- nach dem Essen erst rauchen, wenn die Gastgeber das Zeichen geben. Bleibt das aus, fragen Sie um Erlaubnis. Das gilt auch, wenn sich zwischen längeren Mahlzeiten eine Rauchpause anbietet.
- besonders dann um Raucherlaubnis bitten, wenn Sie Pfeife oder Zigarre bevorzugen – auch im Haushalt von Zigarettenrauchern.
- nur dort rauchen, wo die Gastgeber es wünschen und Aschenbecher stehen. Hat der Gastgeber als Wink mit dem Zaunpfahl Aschenbecher „vergessen", fragen Sie ruhig, wo Sie rauchen und die Asche hinterlassen dürfen. Auf keinen Fall verstreuen Sie die Asche im Zimmer oder schnippen die Kippe aus dem Fenster.
- eine brennende Zigarette keinesfalls auf dem Rand einer Untertasse oder von Möbeln ablegen.
- es vermeiden, anderen Gästen den Rauch ins Gesicht zu blasen.

Sie sind aber nicht verpflichtet, sich den Abend durch Rauchverzicht zu verderben, sodass Sie nach zwei Stunden an nichts anderes mehr denken können als an Ihre Gier nach einer Zigarette.

Sind Sie als Raucher Gastgeber von Nichtrauchern, werden Sie ebenfalls Rücksichtnahme üben. Während viele Nichtraucher ihren Gästen zuliebe Raucherbereiche einrichten, gibt es nur wenige Raucher, die auf ihren Feiern an rauchfreie Zonen denken. Gerade weil eine solche Geste selten vorkommt, wird sie umso höher bewertet, wo sie stattfindet. Am praktischsten ist es, zu bitten, in der Küche nicht zu rauchen. Sie wissen sicher aus eigener Erfahrung, dass ab einer fortgeschrittenen Stunde sich die Küche zu einem beliebten Treffpunkt der Gäste entwickelt, wo oft mehr Stimmung herrscht als im Wohnzimmer. Es ist auch für Raucher hygienischer, wenn keiner der Gäste beim Inspizieren von Kühlschrank und Speiseschrank mit brennenden Zigaretten hantiert.

Rauchverbot während der Schwangerschaft

Eine bestimmte Gruppe von Nichtrauchern, die Anspruch auf die höchste Rücksichtnahme haben, kommt in Benimmbüchern nicht vor: ungeborene Kinder. Nikotin und Kohlenmonoxid, die über den inhalierten Rauch der schwangeren Mutter in den Blutkreislauf gelangen, sind für Ungeborene besonders gefährlich, weil ihre Leber noch keine Gifte abbaut. Die Stoffe kreisen lange im kindlichen Organismus. Das Ergebnis: Schwangere Raucherinnen haben viel mehr Fehlgeburten. Frühgeburten sind bei ihnen doppelt so häufig. Die Babys, die es schaffen, wiegen bei der Geburt 200 bis 300 Gramm weniger und sind häufig unter 50 Zentimeter groß. Da sie zu klein sind, drehen sie sich oft im Mutterleib in eine Beckenendlage, was in vielen Fällen eine Geburt durch Kaiserschnitt erfordert. Babys, deren Mütter in der Schwangerschaft mehr als 20 Zigaretten am Tag rauchten, sterben siebenmal häufiger am plötzlichen Kindstod. Verminderte Intelligenz und Hirnschäden aufgrund eines vorgeburtlichen Sauerstoffmangels sind bei diesen Kindern häufig. Nicht wenige sind später hyperaktiv und lerngestört. Ihre Konzentrationsfähigkeit ist gering. Außerdem haben Raucherkinder doppelt so oft Asthma wie die von Nichtraucherinnen.

Jede zweite Frau stellt in der Schwangerschaft das Rauchen ein. Es wäre zu wünschen, dass die werdenden Väter ebenfalls in dieser Zeit rauchabstinent leben. Erstens wirkt sich auch das Passivrauchen der Mütter negativ auf den Fötus aus, und zweitens fällt ihr die Enthaltsamkeit doppelt schwer, wenn der Vater fröhlich weiter qualmt.

Altern

19 von 20 Rauchern haben sich den Griff zur Zigarette als Teenager angewöhnt. Unter 20 ist jeder beschwerdefrei. Wer bis zum 30. Lebensjahr aufhört, für den bleibt nach Angaben der Weltgesundheitsorganisation WHO der Tabakkonsum folgenlos. Je länger man raucht und je älter man dabei wird, desto gefährlicher wird jede weitere Zigarette. Aus diesem Grund lohnt es, sich über die bisherigen Gesundheitstipps hinaus einige Gedanken über das Rauchen im fortgeschrittenen Alter zu machen.

Langlebigkeit – der Wettlauf um die Jahre

Spricht man von gesundem Altern, sind meist zwei Dinge gemeint: die Lebenserwartung und das Wohlbefinden in der zweiten Lebenshälfte. Die Griechen der Antike erzählten folgenden Mythos:

Die Göttin Eos erbat sich von Zeus für ihren irdischen Geliebten Tithonos die Unsterblichkeit. Der Göttervater gewährte ihr in einem Anflug von Geberlaune diesen Wunsch. Sie hatte allerdings vergessen, dass auch ewige Schönheit, Gesundheit und Jugend notwendig sind, um den Geliebten in den von ihr geschätzten Qualitäten zu bewahren. So musste Eos, die ewig jung blieb, machtlos zusehen, wie ihr Tithonos von Jahr zu Jahr älter, grauer und runzliger wurde. Er schrumpfte zusammen und sprach statt mit feurigem Vibrato nur noch mit einer Fistelstimme. Nach über 100 Jahren war er so sehr geschrumpft, dass sie ihn im Schmuckkästlein mit sich führen konnte – ein müder Grashüpfer, den der Tod nicht vom Fluch des ewigen Alterns erlösen konnte.

Die Geschichte zeigt, dass Langlebigkeit kein Wert an sich ist. Man muss auch in der Lage sein, die zusätzlichen Jahre zu genießen. Die meisten schöpfen ihre Jahre nicht aus. Mehr als ein Drittel der starken Raucher erreicht zum Beispiel nicht das Rentenalter – besonders, wenn Rauchen nicht ihr einziger Risikofaktor bleibt.

Ein Mittel, das Leben über das genetisch mögliche Maximum hinaus zu verlängern, ist bisher nicht gefunden worden. Aber warum kämpfen wir eigentlich um jedes Jahr? Warum sind wir bereit, für gewonnene Lebenszeit so gut wie jeden Preis zu bezahlen, obwohl wir genau wissen, dass wir das Ende nur hinauszögern, aber nicht aufheben können? Neben der Angst vor Alter und Tod treibt uns Menschen eine Art Rekordlust. Wer in körperlicher und geistiger Frische seinen 80. Geburtstag im Kreis von Familie und Freunden feiert, kann sich als Gewinner fühlen. Der Jubilar oder die Jubilarin erinnert sich an eine Reihe von Gleichaltrigen, die bereits das Zeitliche gesegnet haben. Mit jedem weiteren Geburtstag wächst das Prestige der Überlebenden, da ihr Kreis immer weiter zusammenschmilzt. Wer hingegen am Dasein hängt, weil er das Leben liebt, richtet sein Augenmerk nicht so sehr auf die Zahl der Jahre, sondern darauf, wie er sie verbringt.

Die Lebensführung hat nicht nur Auswirkungen auf die Lebensdauer, sondern auch auf die Lebensqualität. Wer ungesund lebt, lebt nicht nur kürzer, er leidet auch mehr in seinen letzten Lebensjahren. Wie wollen Sie Ihr Alter verbringen? Lebenslustig und agil oder dahinsiechend und jeden Tag qualvoll? Selbst bestimmt oder von fremder Hilfe abhängig? Was würde es mir nutzen, 80 oder gar 90 zu werden, wenn ich 30 Jahre davon bewegungslos, auf Pflegestationen und in Krankenhäusern verbringen müsste?

Menschen mit gesunder Lebensführung sind unter den über Achtzigjährigen häufiger als unter den Dreißigjährigen. Warum? Die meisten ungesund Lebenden sind mit 80 schon gestorben.

Gesundheit und Alter – ein Gegensatz?

Wovon ist ein gesundes Altern abhängig? Die Raumfahrtmedizin brachte eine überraschende Einsicht. Astronauten, die wochenlang unter Bedingungen der Schwerelosigkeit und Bewegungsarmut im All leben, leiden nach ihrer Rückkehr unter folgenden Symptomen:
- Rückbildung der Muskulatur,
- erhöhtem Blutdruck,
- erhöhtem Ruhepuls,

- weniger roten Blutkörperchen,
- erhöhten Blutfettwerten,
- vermindertem Kalziumgehalt der Knochen,
- geringerer Leistungsfähigkeit wichtiger Organe wie Herz, Lunge, Nieren.

Es sind die gleichen Symptome, die auch das Altern mit sich bringt. Das legt den Verdacht nahe, dass ein Großteil der Altersbeschwerden auf Unterforderung zurückzuführen ist. Nicht nur Muskeln und Organe, sondern auch die Sexualität und geistige Fähigkeiten verkümmern, wenn sie nicht benutzt werden. Jeder, dem nach Wochen der Gips von seinem gebrochenen Bein genommen wird, kennt aus eigener Anschauung Muskelrückbildungen infolge Nichtbetätigung.

Alltagserfahrungen bestätigen diesen Zusammenhang. Menschen bleiben leistungsfähig auf den Gebieten, auf denen sie sich ihr Leben lang betätigten. Zwei Beispiele: Picasso schuf mit 90 noch Meisterwerke. Ernst Jünger schrieb mit über 100 immer noch Bücher und vergrößerte seine Insektensammlung. Beide rauchten.

Der wichtigste Faktor, der für die höhere Krankheitsrate im Alter verantwortlich ist, ist der Verlust der Organreserve. Das Wort „Reserve" bedeutet hier, dass so gut wie alle Organe in der Jugend über überschüssige Leistungskraft verfügen. Im Prinzip können wir mit einer Niere und mit einem Lungenflügel leben, der Rest dient als Reserve für Überbeanspruchungen und Verluste infolge von Krankheiten oder Unfällen. Je älter wir werden, desto stärker bauen unsere Organe jedoch ihre Leistungskraft ab. Die Knochen verlieren Kalzium, werden spröde und Brüche heilen schlechter. Die Gelenkknorpel nutzen sich ab, und die Bänder reißen eher als früher. Die Leber braucht länger, um Alkohol abzubauen. Die Filterkapazität der Nieren sinkt und Eiweiße treten in den Urin über. Das Aufnahmevermögen der Lungen nimmt ab, weil die Muskeln, die die Lungenflügel bewegen, allmählich erschlaffen. Es beträgt mit 30 Jahren über 5 Liter, mit 50 Jahren 4,2 Liter, mit 70 Jahren noch 2,8 Liter. Das Herz pumpt weniger Blut durch den Körper. Bei Ruhe sind es mit 30 Jahren knapp 3,5 Liter, mit 50 Jahren 3 Liter, mit 70 Jahren 2,5 Liter. Die Folge ist, dass Gewebe und Organe schlechter mit Nahrungsstoffen und Energie versorgt werden. Das hat dramatische

Auswirkungen auf das Gehirn, unser zentrales Denk- und Steuerorgan, das 20 Prozent des aufgenommenen Sauerstoffs benötigt, obwohl sein Anteil am Körpergewicht nur 2 Prozent beträgt. Wer ein bewegungsarmes Leben führt, hat im Alter eine verringerte Herzleistung und folglich auch eine verringerte Hirnleistung. Der Verlust der Organreserve lässt sich durch körperliches und geistiges Fitnesstraining um mehrere Jahrzehnte aufhalten.

Die Auswirkungen des Rauchens hängen von der Abwehrkraft des Körpers ab. Da diese im Alter wegen der geringeren Organreserve sinkt, schädigt uns jede Zigarette umso stärker, je älter wir werden. Kein Wunder, dass insbesondere bei Rauchern mit zunehmendem Alter die Empfänglichkeit für chronische Krankheiten steigt.

Es ist eine Tatsache, dass die meisten Menschen im Alter von mehreren Krankheiten dauerhaft geplagt werden. Oftmals ist die Grenze zwischen Krankheit und „normalem" Altern nicht leicht zu ziehen. Bei jedem lagert sich im Lauf der Jahre Kalk in den Adern ab. Ab wann soll man bei einem Rentner von krankhafter Arteriosklerose sprechen und bis wann sind die Adern (obwohl verkalkt) gesund? 85 Prozent leiden mit über 65 an wenigstens einer chronischen Erkrankung. Arthritis, Rheuma sowie Herz- und Kreislaufstörungen sind die häufigsten. Vereinzelt erkranken auch junge Menschen daran, aber erst bei den über 45-Jährigen nehmen sie mit jedem Jahr kontinuierlich zu. Im Alter brechen oft mehrere Krankheiten gleichzeitig aus. Die Mediziner prägten dafür den Begriff Multimorbidität. Da die Fähigkeit des Körpers zur Selbstregulierung und Kompensation von Störungen abnimmt, wird eine Erkrankung, die der Mensch unter viel Mühe und mit Hilfe des Arztes noch in den Griff bekommt, zum Auslöser von Folgeerkrankungen. Eine einzige oder keine Erkrankung im hohen Alter ist eine seltene Ausnahme. Das Lebensende tritt ein, wenn der Körper unter dem Ansturm verschiedener Leiden aufgibt. Bei einer gründlich obduzierten 111-jährigen Frau fanden die Pathologen beispielsweise 7 Grunderkrankungen und 21 weitere Gebrechen.

In der Jugend können wir uns Übergewicht, durchzechte Nächte oder ein Leben im Dauerstress leisten, ohne dass der Körper gleich rebelliert. Mit seinen Leistungsreserven fängt er die Strapazen auf, die wir ihm zumuten. Mit über 40 müssen wir uns allmählich selbst um sein Wohlbefinden kümmern. Wenn wir nicht auf seine begrenzte Leistungskraft Rücksicht nehmen, verweigert er die Zusammenarbeit.

Die Schlussfolgerung lautet: Nicht gegen das Alter müssen wir vorbeugen – was ohnehin unmöglich ist –, sondern gegen eine Lebensweise, die mit den Kräften Raubbau betreibt. Vielleicht haben Sie sich ja vorgenommen, ab einem bestimmten Alter mit dem Rauchen aufzuhören? Herzlichen Glückwunsch, falls Sie diesen Vorsatz tatsächlich realisieren! Die Mehrheit schafft es leider nicht, sondern qualmt bis zum Lebensende weiter. Immerhin: Auch als Raucher können Sie gesund altern, wenn Sie – neben den schon besprochenen Empfehlungen für Fitness, Kosmetik und Ernährung – folgende Regeln der Lebensführung in die Tat umsetzen:

Einschränkung des Rauchens

Viele rauchen von Jahr zu Jahr mehr, um die Gewöhnung an das Nikotin auszugleichen und einen zusätzlichen Kick zu erfahren. Gesund ist es, in dem Maße die Anzahl der Zigaretten zu verringern, wie die Organreserve abnimmt. Wer mit 20 problemlos zwei Schachteln pro Tag wegqualmte, für den bedeutet mit 50 eine Schachtel eine enorme Belastung. Einige Entwöhnungsmethoden des Rauchens (siehe folgendes Kapitel, ab Seite 111) sind auch als Unterstützung für das Verringern des täglichen Nikotinbedarfs geeignet. Bedenken Sie, dass der Körper die Rechnung erst präsentiert, wenn es zu spät ist.

Regelmäßigkeit

Der Schriftsteller Daniel Defoe (1660–1731) wusste es bereits: Sein Romanheld, der Schotte Robinson, würde die 28 Jahre Einsamkeit auf seiner Insel nur ertragen können, wenn er sich durch exakte Tagesplanung selbst zähmte. Rituale im Alltag mögen langweilig sein, aber sie verlängern das Leben. Der Körper besitzt eine Vielzahl innerer Rhythmen, die empfindlich gestört werden, wenn die Außenwelt sie ständig durcheinander wirbelt. Einige Altersforscher vermuten sogar, dass das Auseinanderdriften unserer verschiedenen biologischen Uhren eine wichtige Ursache für Alter und Tod ist. Mönche und Nonnen, die in

Klöstern unter extrem gleichförmigen Bedingungen leben, werden rund 10 Prozent älter als ihre weltlichen Zeitgenossen. Dagegen haben Schichtarbeiter eine labilere Gesundheit als andere, wenn sie die Folgen ihres unregelmäßigen Schlafens nicht durch stabile Ernährung, Sport und ausreichende Erholung ausgleichen. Jeder Raucher ist gut beraten, wenn er in seine Lebensführung einige wichtige Abläufe einfügt, die sich Tag für Tag in gleicher Weise wiederholen. Dann wird ihn ein gelegentliches Über-die-Stränge-Schlagen nicht aus der Bahn werfen. Je älter wir werden, desto länger dauert es, bis wir uns von einer durchfeierten Nacht wieder erholen.

Abwehr von Krankheiten
Das bedeutet im Einzelnen:
- Überbeanspruchungen vermeiden.
- Vitamin- und mineralstoffreiche Ernährung.
- Abwechselnd warm und kalt duschen, um die Resistenz gegen Erkältungen zu steigern.
- Ab 35 alle zwei Jahre Gesundheits-Check-up auf Kosten der Krankenkasse. Dabei geht es um die Früherkennung von Herz-, Kreislauf-, Nieren- und Stoffwechselerkrankungen (wie Diabetes). Dazu kommt die Krebsvorsorge. Bei Frauen ab 20 kümmert sich der Frauenarzt darum. Männer haben ab 45 Anspruch auf eine Untersuchung der Prostata. Außerdem empfiehlt es sich, ab 40 den Augeninnendruck messen zu lassen, um rechtzeitig ein Glaukom, auch grüner Star genannt, erkennen und behandeln zu können.

Angemessene Aktivität
Wer heute im Berufsleben steht, rackert sich meist in ein oder zwei Bereichen ab und unterfordert sich auf allen übrigen Gebieten. Wer am Schreibtisch Akten bearbeitet und am Computer rechnet, benötigt in der Freizeit lange Spaziergänge und eine künstlerische Betätigung.

Gehirnjogging
Täglich eine Viertelstunde etwas lesen, was zum Mitdenken zwingt, Rätsel lösen, öfter mal Kopfrechnen, statt den Taschenrechner zu befra-

gen, ein Musikinstrument spielen, auf einer Schreibmaschinen- oder Computertastatur schreiben statt mit der Hand – das erhöht die Lebenserwartung um zwei bis drei Jahre im Schnitt. Aber nicht nur das Denken, auch die Gefühle benötigen Gelegenheit, sich zu betätigen. Wer beispielsweise Wut in sich hineinfrisst, statt sie zu äußern, riskiert innere Dauerspannung, die die Immunabwehr schädigt. Dadurch wächst das Krebsrisiko. Über 60 Prozent der Krebspatienten erwiesen sich in Tests als unfähig, ihrem Ärger Luft zu machen. Sich Kritik und Diskussionen auszusetzen verjüngt.

Eine positive Einstellung zum Leben und zum Alter

Optimisten sind gesünder. Häufige Depressionen und Selbstzweifel schwächen das Immunsystem. Ein amerikanischer Psychologe – Martin Seligman, der seinen Namen zum Forschungsprogramm machte – wies in Auswertung einer Langzeitstudie nach, dass Optimisten deutlich länger ihre jugendliche Lebenskraft bewahren, während die Pessimisten erheblich früher als ihre hoffnungsfrohen Zeitgenossen an Bluthochdruck, Herzleiden und Krebs erkranken. Eine Studie an 100 Herzinfarktopfern eines Krankenhauses in San Francisco bestätigte diesen Zusammenhang. Weniger Optimisten als Pessimisten erlitten einen zweiten Infarkt. Ihre Lebenserwartung war höher als die ihrer Mitpatienten. Von den sechzehn optimistischsten Versuchspersonen lebten acht Jahre nach dem ersten Infarkt noch elf. Von den elf pessimistischsten Kandidaten lebte hingegen nur noch einer.

Die Lebenseinstellung ist keineswegs schicksalsgegeben. Pessimisten gehen davon aus, dass unangenehme Ereignisse dauerhaft und unabänderlich sind. Tritt mal etwas Gutes ein, so ist das ein glücklicher Zufall, der an der Haupttendenz nichts ändert. Optimisten bewahren stets die Hoffnung, dass ihre Zukunft angenehme Überraschungen für sie bereithält – auch was die Lebenserwartung und die Gesundheit im Alter betrifft. Sie sind bereit, etwas dafür zu tun, dass diese Hoffnung Wirklichkeit wird. Böse Ereignisse halten sie für zeitlich begrenzt und zu ändern.

Es gibt zwei Möglichkeiten, seine Lebenseinstellung zu wandeln: Man kann sich zwingen, konsequent negative Gedanken in positive umzuformulieren. Dann wird zum Beispiel aus dem sich selbst anklagenden „Ich schaffe es nicht, mir das Rauchen abzugewöhnen" positiv „Im Gegensatz zu den meisten Rauchern bemühe ich mich um eine gesunde Lebensführung und habe dafür einiges getan". Und man kann sich täglich kleine Erfolge organisieren: Sie stellen sich Anforderungen, die Sie mit einiger Mühe bewältigen können, und belohnen sich dafür mit einem Selbstlob oder einem kleinen Geschenk.

Auf dem Weg zum Nichtraucher: Tipps für den zweiten Versuch

Wenn Sie die Empfehlungen dieses Buches für sich in die Tat umsetzen, werden Sie feststellen, dass sich mit dem Laster Rauchen ganz gut leben lässt. Möglicherweise bekommen Sie aber Lust, einen Schritt weiter zu gehen und sich gänzlich von Tabakrauch und Feuerzeug zu verabschieden.

Vielleicht haben Sie schon einmal den Versuch unternommen, sich das Rauchen abzugewöhnen, und sind gescheitert. Kein Grund für lebenslangen Pessimismus. Ihre Chancen stehen gut, dass ein zweiter Versuch gelingt, denn nachdem Sie Ihre Ernährung und Ihre Fitness verbessert haben, sind Körper und Seele auch eher bereit, weiteren Risikofaktoren zu Leibe zu rücken. Die Erfolgschance ist dabei generell höher, wenn es sich um eher leichtere Formen des Rauchens handelt, noch keine ausgeprägte Abhängigkeit vorliegt und die Motivation besonders hoch ist. Aber auch starke Raucher mit mehr als 20 Zigaretten am Tag – das sind in Deutschland 6 Prozent der Männer und 2 Prozent aller Frauen – können es schaffen.

Starker Wille und medizinische Unterstützung

Einigen gelingt es allein mit der Kraft ihres Willens. Die übrigen benötigen Unterstützung. Frauen fällt es im Durchschnitt schwerer als Männern aufzuhören. Statistiken belegen, dass im mittleren Lebensalter deutlich weniger Frauen das Rauchen beenden als Männer. Selbst bei kurzzeitiger Abstinenz zeigt sich ein markanter Geschlechtsunterschied. Nach einer neuen US-Studie finden es zwei von drei Raucherinnen schwierig, auch nur einen Tag ohne Zigarette auszukommen. Bei den Männern ist es nur jeder Dritte. Ob es für diese Verschiedenheit genetische Ursachen gibt, ist nicht bekannt. Eine andere mögliche Erklärung wäre, wie Dr. Martina Pötschke-Langer vom Krebsforschungszentrum Heidelberg in einem Interview sagte, dass Frauen sensibler auf Stress und Belastungen reagieren. Es sei auffällig, dass Frauen in schwierigen Lebenssituationen weitaus häufiger rauchen als solche, die es leichter haben. Auch in den Motiven gibt es Unterschiede. Männer wollen häufiger ihrer Gesundheit zuliebe aufhören, Frauen eher aus Rücksicht auf die Familie. Der gute Vorsatz, etwas für andere zu tun, ist aber meistens schwächer als das, was man für sich selbst tut. Ohne absolute Entschlossenheit stehen die Chancen schlecht.

Da es bereits eine umfangreiche Literatur zum Thema Raucherentwöhnung gibt und die Medien immer wieder über neue Methoden berichten, beschränkt sich dieses Buch auf einen Überblick über die wichtigsten Hilfsmaßnahmen für entwöhnungswillige Raucher. Er soll Ihnen helfen, das für Sie Passende zu finden. Wenn Sie dann das Abgewöhnen in Angriff nehmen, informieren Sie sich über die Einzelheiten bei Arzt und Apotheker, wie es in der Werbung so schön heißt, oder besorgen Sie sich Literatur zu dem Verfahren, das Sie interessiert.

Einige Voraussetzungen sind bei jeder Methode unerlässlich:

- **Realistische Selbsteinschätzung:** Stellen Sie sich darauf ein, dass Tage und Wochen harter Disziplin auf Sie zukommen. Wer meint, er erledige den Zigarettenverzicht mal so nebenbei, wird mit fast hundertprozentiger Sicherheit scheitern.
- **Den richtigen Zeitpunkt wählen:** Gerade Stress im Job oder mit dem Partner? Dann ist die Zigarette als Ausgleich und Trost besonders wichtig. Wählen Sie lieber eine Phase, wo alles gut läuft. Mehrere Probleme auf einmal zu bewältigen, ist eine Kunst, die kaum jemandem gelingt. Sollte ständig etwas dazwischenkommen, müssen Sie sich eine geeignete Zeit auswählen, zum Beispiel den Urlaub.
- **Gute Vorbereitung:** Was werden Sie in den Pausen tun, in denen Sie sonst rauchten? Womit beschäftigen Sie Ihre Hände? Nur etwas unterlassen misslingt fast immer. Planen Sie genau, was Sie stattdessen tun, und Ihre Erfolgsaussichten steigen. Spaziergänge, an einer Möhre knabbern, Kaugummi kauen, mit dem Bleistift auf einem bereitliegenden Block kritzeln, Yogakopfstände von der Dauer einer Zigarettenlänge üben – alles ist erlaubt. Hauptsache, es hilft.

- **Kein Hintertürchen offen lassen:** Angebrochene Packungen, Aschenbecher, Feuerzeuge – alles, was an das Rauchen erinnert, muss radikal beseitigt werden. Rauchende Freunde und verqualmte Restaurants werden Sie für einige Zeit meiden. Wer sein Scheitern schon von vornherein einplant und irgendwo Reservezigaretten verwahrt, wird diese Zigaretten auch sehr bald brauchen.

- **Für moralische Unterstützung sorgen:** Informieren Sie alle Ihre Freunde und Kollegen über Ihr Vorhaben. Anfangs werden sie vielleicht skeptisch lächeln oder sticheln. Egal, das Wissen, dass Sie unter Beobachtung stehen, verbaut Ihnen den leichten Weg zurück. Nach einigen Wochen weicht die anfängliche Skepsis Ihrer Umgebung einem anerkennenden Respekt. Noch-Raucher werden Sie beneiden.

- **Auf Entzugserscheinungen** vorbereitet sein: Nervosität, Entbehrungsgefühle und Gewichtszunahme sind nur drei von möglichen Folgen des Entzugs. Selbst bei unveränderter Ernährung nimmt man nach Absetzen des Nikotins um zwei bis vier Kilo zu. Manche noch mehr, weil sie ersatzweise Süßes futtern. Am besten schon einige Tage vorher auf vitaminreiche Nahrung umsteigen. Gegen Nervosität und Unruhe helfen Ausdauersport und längere Spaziergänge. In den ersten Tagen nach dem Zigarettenverzicht sollten keine schwierigen Arbeiten anliegen, weil vorübergehend die Konzentrationsfähigkeit sinkt.

Die fünf wichtigsten Entwöhnungsmethoden

Die Antirauchertherapien, die den Willen zum Abgewöhnen medizinisch unterstützen, sind alle etwa gleich erfolgreich – oder erfolglos, je nachdem, von welcher Position aus man die Statistik liest. Zwischen 10 und 30 Prozent gewöhnen sich damit das Rauchen auf Dauer ab, die anderen werden nach spätestens einem Jahr wieder rückfällig. Und hier sind die wichtigsten Methoden:

Kombimethode

Es handelt sich um eine Verbindung von Verhaltenstherapie und Nikotinpräparaten. Die Verhaltenstherapie ist eine psychotherapeutische Methode mit dem Ziel, typische Rauchersituationen zu erkennen und sich anstelle der bisherigen Gewohnheiten neue Verhaltensweisen, die ohne Glimmstängel auskommen, anzutrainieren. Um in der Anfangsphase das Verlangen nach der Zigarette zu dämpfen, werden Nikotinpräparate (Pflaster, Kaugummi, Nasenspray) verschrieben. Sie versorgen den Körper mit der gewohnten Nikotindosis, die langsam verringert wird. Welche Form der Nikotinversorgung man wählt, hängt von der Bequemlichkeit, der Verträglichkeit und davon ab, ob man ein starker Raucher war. Nasenspray gibt es nur auf Rezept für starke Raucher und wird bei akuten Fällen verschrieben. Kaugummis geben einen kurzfristigen Nikotinkick – falls die spezielle Kautechnik beherrscht wird. Pflaster sind rezeptfrei. Je nachdem, wie stark man geraucht hat, gibt es sie mit unterschiedlich starker Nikotindosis. Sie halten den Nikotinpegel 16 bis 24 Stunden konstant. Zwölf Wochen lang wird die Dosis langsam verringert. Laut einer Befragung isländischer Wissenschaftler von 237 Rauchern kann die gleichzeitige Anwendung von Pflaster und Nasenspray die langfristige Erfolgschance nahezu verdoppeln. Natürlich darf nicht etwa zusätzlich noch heimlich geraucht werden! Dann wäre der Zigarettenbedarf nach dem Rückfall größer als vorher.

Auch die gleichzeitige Anwendung von Nikotinpflastern und Bupropion, einer Substanz, die eigentlich gegen Depressionen entwickelt worden ist, verdoppelt die Entwöhnungschancen. In einer Untersuchung an der Universität von Wisconsin, an der 900 Raucher teilnahmen, verzichteten nach einem Jahr noch 16 Prozent der mit Nikotinpflaster Entwöhnten auf ihre Zigaretten. Bei denen, die zugleich Bupropion nahmen, stieg die Erfolgsrate auf 35 Prozent.

Schnellentzug

Es werden zwei Spritzen im zeitlichen Abstand von 20 Minuten injiziert. Das Präparat gelangt direkt an die Nervenzellen und blockiert dort die Rezeptoren, die auf die regelmäßige Dosis Nikotin warten. Das körperliche Verlangen nach Nikotin erlischt schlagartig. Die Spritzen kosten etwa 1500 Mark. Sie leiten außerdem einen 24-stündigen Tiefschlaf ein, wodurch der Patient Entzugserscheinungen wie Nervosität, Gereiztheit und Aggressivität einfach verschläft. Diese Methode liefert allerdings nur den körperlichen Entzug. Die seelischen Gewohnheiten, also typische Rauchersituationen, wirken weiter. Deshalb ist zusätzlich eine Verhaltenstherapie nützlich. Wenn der Schnellentzug nicht gelingt, reduziert er zumindest häufig das Nikotinverlangen und damit die Zahl der täglich benötigten Zigaretten.

Hypnose
Sie eignet sich vor allem als Einstiegshilfe. Das Ziel ist, den Patienten wieder in die Situation zurückzuversetzen, als er seine allererste Zigarette rauchte, also bevor sich Lunge und Atemwege an den Qualm gewöhnten. Der Leiter lässt den Patienten an der Zigarette ziehen und suggeriert zum Beispiel: „Beißender, ätzender Rauch dringt ein in Ihre Lunge. Ihre natürlichen Abwehrkräfte erwachen. Ihre Lunge wehrt sich gegen diesen ungesunden Qualm, und Sie spüren einen Hustenreiz. Dieser Reiz wird immer stärker und stärker. Sie können sich nicht mehr dagegen wehren. Sie müssen husten." Das Ergebnis ist bei der Mehrheit ein starker Hustenreiz und ein Widerwille gegen Zigaretten. Leider hält die Wirkung nur etwa zwei Tage an, dann erwacht der Appetit wieder. Dann muss die Hypnose wiederholt werden. Langzeiterfolge erzielt nur, wer mit Willenskraft und Disziplin der wieder erwachenden Lust auf die weißen Stäbchen widersteht.

Akupunktur
Die Behandlungsmethode, die der traditionellen chinesischen Medizin entstammt, setzt eine gründliche Untersuchung der körperlichen Verfassung des Patienten voraus. Es sind vor allem bestimmte Punkte im Ohr, an die in zwei bis drei Behandlungen Nadeln gesetzt werden. Das dämpft das Verlangen nach den Zigaretten. Auch hier stellt sich nur ein Erfolg ein, wenn der Patient den entschiedenen Willen mitbringt, vom Nikotin loszukommen. Der Preis pro Sitzung beträgt etwa 90 Mark.

Easyway
Diese von Allan Carr entwickelte Methode hat Schlagzeilen gemacht, obwohl ähnliche Varianten auch schon früher praktiziert wurden – vor allem von Geistheilern und Alternativmedizinern. In einem sechsstündigen Seminar erfahren die Teilnehmer, warum sie rauchen, weshalb sie

bisher nicht aufhören konnten und dass Aufhören eine körperliche und seelische Befreiung darstellt. Der Leiter bemüht sich, den Klienten die Angst vor dem Leben danach, ohne Zigarette, zu nehmen. Während des Kurses darf geraucht werden. Sobald die sechs Stunden vorbei sind, rauchen die Teilnehmer ihre letzte Zigarette, werfen die restlichen Packungen in einen großen Behälter und gehen nach Hause. Der Preis für das Seminar beträgt pro Teilnehmer 490 Mark. Sein Geld erhält zurück, wer innerhalb von drei Monaten rückfällig wird.

Dass das funktioniert, wirkt auf Außenstehende wie ein Wunder, vor allem, weil die Teilnehmer während des Kurses über die Schäden durch und das Verlangen nach Nikotin kaum etwas Neues erfahren. Die Methode nutzt jedoch geschickt einige subtile psychische Mechanismen aus. Sie appelliert unter anderem an den Stolz der Teilnehmer und ihren Glauben an die eigene Vernunft. Die Tatsache, dass eine Reihe anderer Abgewöhnungswilliger Zeugen ihrer feierlichen letzten Zigarette wurden, tut ein Übriges. Da eine zentrale Botschaft beinhaltet, dass der Erfolg allein davon abhängt, dass der Teilnehmer den gesunden Kräften in sich eine Chance gibt – was unbestreitbar stimmt –, fällt es später vielen schwer, das Geld zurückzufordern und damit einzugestehen, dass sie mit vollem Bewusstsein weiter Selbstsabotage betreiben wollen.

Anhang

Danksagung

Ein Buch wie dieses, das sehr unterschiedliche Aspekte des Raucherlebens berührt, konnte nicht entstehen ohne die Unterstützung von Kollegen und Freunden, die mich mit Detailinformationen versorgten. Insbesondere danke ich dem Visagisten und Stylisten René Koch (einst starker Raucher, heute Nichtraucher), ohne dessen kompetente und ausführliche Auskünfte ich das Kapitel „Kosmetik" nicht hätte schreiben können, Herrn Klaus-Dieter Berlin (Nichtraucher) von der Berlinx.de-Internet-Vermittlung für seine Hilfe bei der Recherche im World Wide Web, dem Diplom-Psychologen Frank-Uwe Maaß (Raucher) für verschiedene Detailinformationen, meiner Partnerin Susan Gerstmann (Raucherin) für ihre Geduld und dass sie mich durch ihr Beispiel auf die Idee für dieses Buch brachte, meinen Eltern (Nichtraucher) für Literaturhinweise, meiner Lektorin Frau Ronit Jariv (Nichtraucherin) vom Falken Verlag für ihre enthusiastische Förderung dieses Buchprojekts und allen rauchenden Frauen und Männern, deren Erfahrungen ich (mit geänderten Namen) zitieren durfte.

Literatur

Adolphi, B.: Vegetarische Aufläufe und Gratins. Falken Verlag, Niedernhausen 1997/1998.

Carr, A.: Endlich Nichtraucher! Der einfache Weg, mit dem Rauchen Schluss zu machen. Goldmann Taschenbuch, München 1992.

Conte Corti, E. C.: Geschichte des Rauchens. Insel Verlag, Frankfurt/M. 1986. (Die Originalausgabe erschien 1930 unter dem Titel „Die trockene Trunkenheit – Ursprung, Kampf und Triumph des Rauchens".)

Corazza, V. u. a.: Kursbuch Gesundheit. Verlag Kiepenheuer & Witsch, Köln 1990.

Geiss, H. M. K.: Natürlich schöne Haut. Pflege – Ernährung – Regeneration. Humboldt Taschenbuch Verlag, München 1995.

Hewitt, James: Yoga. The English Universities Press, London 1960.

Irons, D.: Was wirklich schön macht. Die bestgehüteten Schönheitsgeheimnisse der Supermodels. Goldmann Taschenbuch, München 1999.

Kirchdorfer, A. M. (Hrsg.): Zur Biologie des Tabakrauchens. Wissenschaftliches Symposium am 15. Mai 1986. Bayerischer Monatsspiegel Verlagsgesellschaft, München 1986.

Klein, Richard: Schöner blauer Dunst. Ein Lob der Zigarette. Hanser Verlag, München, Wien 1995.

Koch, René: Camouflage. Make-up für die Seele. Verlag Gesundheit, Berlin 1997.

Koch, René/Naumann, Frank: Mann, bist du schön! Was uns attraktiv, erfolgreich und begehrenswert macht. Verlag Gesundheit, Berlin 1998.

Kuklinski, B. (Hrsg.): Mehr Gesundheit für Raucher. Vitamine schützen. LebensBaum-Verlag, Bielefeld 1997.

Leitzmann, C./Dittrich, K./Kurz, C./Kurz, G.: Das Immunsystem stärken durch Vegetarische Küche. Falken Verlag, Niedernhausen 1996.

Naumann, Frank: Miteinander streiten. Die Kunst der fairen Auseinandersetzung. Rowohlt Taschenbuch Verlag, Reinbek 1995.

Naumann, Frank: Erste Hilfe für die Seele. Beistand in Notsituationen, Lebenskrisen und Konflikten. Verlag Gesundheit, Berlin 1996.

Naumann, Frank: Mut zur Krankheit oder Die Lust am Unwohlsein. Die ultimative Verteidigungsschrift für Gesundheitsmuffel, Hobbypatienten und Berufshypochonder. Verlag Gesundheit, Berlin 1998.

Naumann, Regina: Bioaktive Substanzen: Die Gesundmacher in unserer Nahrung. Heilstoffe und ihre Wirkung, Einkaufstipps und Rezepte. Rowohlt Taschenbuch Verlag, Reinbek 1997.

Pilss-Samek, Hannelore: Atmen Sie richtig? Atemtechnik & Atemgymnastik. Humboldt Taschenbuch Verlag, München 1993.

Reitz, Manfred: In Alters Frische. Neueste Erkenntnisse der Alternsforschung. Verlag Gesundheit, Berlin 1996.

Riley, G.: Endlich Schluss mit dem Rauchen. Nichtraucher werden und es auch bleiben. Deutscher Taschenbuch Verlag, München 1998.

Schneider, P./Witzigmann, E.: Die sensationelle Kreta-Diät. Mosaik-Verlag, München 1999.

Seligman, M.: Pessimisten küsst man nicht. Optimismus kann man lernen. Knaur Taschenbuch, München 1993.

Wachtel, J.: Gutes Benehmen – kein Problem! Humboldt Taschenbuch Verlag, München 1977, 1981.

Worm, N.: Täglich Wein. Gesünder leben mit Wein und mediterraner Ernährung. Hallwag-Verlag, Bern 1996.

Zittlau, J.: Der Raucher-Ernährungsplan. Gesundheitsrisiken mildern durch Vitalstoffe. Econ & List Taschenbuch Verlag, München 1999.

Register